W0269554

VERSUCHE ZU EINER GEISTESWISSENSCHAFTLICH FUNDIERTEN PSYCHIATRIE

VON

PROFESSOR DR. med. W. WAGNER †

MIT EINEM VORWORT DES HERAUSGEBERS

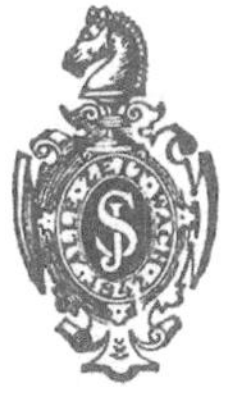

SPRINGER-VERLAG BERLIN HEIDELBERG GMBH 1957

ISBN 978-3-662-22820-3   ISBN 978-3-662-24753-2 (eBook)
DOI 10.1007/978-3-662-24753-2

Vorwort des Herausgebers

Ein angemessenes Verständnis der nachgelassenen Studien W. Wagners ist nur möglich, wenn man sich ihren Hintergrund, die derzeitige Situation der deutschen Psychiatrie, vergegenwärtigt. Hier zeigt sich eine beträchtliche Zerklüftung. Bewahrer einer neurologischen Konzeption der Psychiatrie im Sinne Wernickes und Griesingers und Hüter des Erbes Kraepelins, Streiter für eine in Freuds Triebdynamik gründende Nosologie und Verfechter anthropologisch-daseinsanalytischer Verstehenshorizonte diverser Provenienz stehen einander gegenüber. Zu denen, die sich kompromißlos gegen einen faulen Frieden in diesem guten Krieg verwahrten, zählte Werner Wagner.

Wer sich dies vorhält, wird dem Umstand, daß diese Studien in vielfacher Hinsicht fragmentarischen Charakters sind, durchaus einen Wert beimessen; denn in der noch unabgemilderten Schroffheit ihres Vorbringens lassen sie die Schwierigkeiten der zeitgenössischen Psychiatrie in hartem Licht erscheinen. Diese Schwierigkeiten waren seit einem Jahrzehnt auch für Wagners eigenes wissenschaftliches Geschick bestimmend geworden. Noch während des letzten Krieges Verfasser traditionsgebundener, anspruchsvoller hirnpsychopathologischer Arbeiten hatte er sich in eben dem Maße von herkömmlichen Betrachtungsweisen losgesagt, als er – vor allem durch Jaspers – deren Grenzen sehen lernte. Dagegen wollte er Jaspers Tabu für alle Versuche, im Rahmen der Wissenschaft einem Ganzen zu Form und Verständnis zu verhelfen, nicht akzeptieren. „Inzwischen ist der Schatten, den die Denkweise von K. Jaspers über die Psychiatrie geworfen hat, größer geworden als das Licht, das seine Psychopathologie dem Erkennen gespendet hat." – heißt es in einer nachgelassenen Notiz. Auch darin liegt ein Moment des Fragmentarischen, daß Wagner fortan ein Wanderer zwischen zwei Welten war. Wie die Arbeiten seit 1948 zeigen auch die vorliegenden Studien vor allem, was er verlassen hatte, zeigen aber auch, daß er noch nicht wirklich angekommen war. Wohl findet man in den Vorgriffen auf eine andere Welt zur Genüge die Richtung markiert, die er anstrebte. Dafür berief er sich in flüchtigen Andeutungen zu einem Vorwort auf Kretschmer (den Verfasser von „Der sensitive Beziehungswahn") und L. Binswanger als Vorläufer, auf das Werk von M. Boss als das seinen eigenen Intentionen verwandteste. Gleich diesen – aber nicht in ihrer Nachfolge – sah sich W. Wagner zu dem Versuch gedrängt, gewissen Weisen von Geistesgestörtheit ein ursprünglicheres Verständnis zu erobern. Im Laufe nach diesem großen Ziel übereilte ihn der Tod. Er hinterließ eine Reihe von Analysen Geistesgestörter, die dem geplanten Werke eine breite kasuistische Basis geben sollten. Doch waren nur wenige schon so durchgearbeitet, daß sie einen Begriff von WAGNERS Absicht geben konnten: Psychiatrische Befunde von der Grundlagenstiftung M. HEIDEGGERS her mittels der phänomenologischen Methodik zu interpretieren. An dieses Vorgehen knüpfte sich die Hoffnung, einen wesentlichen Beitrag zu einer geisteswissenschaftlich fundierten Psychiatrie geben zu können.

Zwei vorlaufende Aufsätze, deren einer zugleich die Interpretation einer Phobie enthält, sollten in prinzipieller Hinsicht das Terrain gegen die in CARTESISCHEN Grundlagen wurzelnden Psychiatrie abstecken [1]. Interpretationen verschiedener Weisen des Verrücktseins sollten folgen. Es fand sich, daß nur zwei Studien aus diesem Problemkreis so weit abgeschlossen waren, daß der Leser mit der Eigenwilligkeit seiner Lösungsversuche bekannt werden würde. Wahn und Zwang! War ihm selbst bewußt, daß er versuchte, jene großen Themen der Psychiatrie unter anderen Voraussetzungen erneut anzugehen, mit deren kritischer Erörterung er im Jahre 1948 den Boden der traditionellen Psychiatrie verlassen hatte [2]?

So mußte, was er hinterließ, ein Fragment bleiben, weil er selbst – in jedem Sinne – auf dem Wege blieb. Manche werden finden, daß seine dem Anliegen einer neuen Grundlegung der Psychiatrie gewidmeten Arbeiten zum Teil einer bewußten Herausforderung der zeitgenössischen Psychiatrie gleichkommen, die auch vor der Person nicht Halt machte. Diese Leser täuschen sich nicht. WERNER WAGNER wollte, wie einst NIETZSCHE in den „Unzeitgemäßen Betrachtungen", auch Repräsentanten befehdeter Lehren treffen, weil er zu wissen vermeinte, man könne herrschende Lehrmeinungen nicht entthronen, wenn man nicht auch ihre Urheber aus dem Sattel heben könne. So ist es nicht verwunderlich, wenn an dem nachfolgenden Fragment – so sicher es im Grunde auch immer allein um die Sache ging – Kritik und Widerspruch sich entzünden werden.

Es mag nicht übersehen werden, daß damit eine der eigentlichen Absichten des Verfassers verwirklicht wird; denn WAGNER fordert auf, sorgsam behütete Gehege zu verlassen und sich dem Fragwürdigen nicht zu verschließen. Definitive Antworten liegen nicht in seiner Absicht. Selbst dort, wo er Antworten gibt, stellt er im Grunde nur in Frage. Deshalb traf auch sein Sporn die es sich vorzeitig bei einer Antwort bequem machen wollten, sein Spott die rundum Bewehrten, die Derzeitiges für Endgültiges nahmen. Wer WAGNER als Repräsentanten baureifer Entwürfe oder apodiktischer Lösun-

---

[1] Die hier vorliegenden Aufsätze „Die psychiatrische Klinik und der Krankheitsbegriff" und „Gibt es einen Schizophreniefaktor?"

[2] „Über Paranoia und Zwang. Probleme an den Grenzen der klinischen Systematik." Arch. Psychiatr. Neurol. **182**, 633, 1949.

IV

gen versteht, hat ihn mißverstanden. Und so liegt denn auch das Problematische dieses Buches eher in der unendlichen Reflexion des Fragens, das gleichsam immer mit sich selbst unterwegs bleibt.

Es kann nicht mein Amt sein zu harmonisieren, was WAGNER selbst zerklüftete. Zu seinen Lebzeiten pflegte er mich seinen „besten Kritiker" zu nennen. Nunmehr, nach seinem Tode, verpflichtet mich gerade dieser Ehrentitel, den aufgeschlossenen Leser mit einem Stoff bekannt zu machen, der ihm zur fruchtbaren Auseinandersetzung mit der heutigen Situation der Psychiatrie gereichen möge.

Heidelberg, Frühjahr 1957   Priv.-Doz. Dr. Dr. *Hubert Tellenbach*

Inhaltsverzeichnis

Die psychiatrische Klinik und der Krankheitsbegriff

I

Unklarheit um den Krankheitsbegriff

Mit dem Verhältnis der Psychiatrie zum Krankheitsbegriff ist es merk-würdig bestellt. Irgendetwas stimmt nicht. In der Psychiatrie tätig sein heißt deshalb immer noch: sich auf schwankem Boden bewegen. Dies, obgleich in den Veröffentlichungen eine Sicherheit herrscht, als stehe die psychiatrische Forschung seit Jahrzehnten auf festen Füßen.

Ein großer Teil der Psychiater wünscht, sich weiterhin womöglich ganz naturwissenschaftlich zu orientieren, um damit dem Kranken vor allem auf technische Weise helfen zu können. Ist das doch die Art, die sich in der Me-dizin allgemein so erfolgreich erwiesen hat. In Wirklichkeit jedoch ist das, was die Psychiatrie bislang an Kenntnissen besitzt, nur zum geringen Teil das Ergebnis angewandter Naturwissenschaft. Der größte Teil unserer Kennt-nisse ist psychologisch erworben. Aber auch die Psychopathologie möchte sich an die Naturwissenschaften anlehnen. Die Psychopathologen haben, wenn auch zumeist vergeblich, immer wieder von neuem versucht, ihre Feststel-lungen „organisch" zu unterbauen. Bei dieser Lage muß die Psychiatrie ge-rade in ihrem dringlichsten Anliegen, dem der großen Psychosen, ihre Unzu-länglichkeit bekennen (KOLLE)[1]. Die endogenen Geisteskrankheiten sind trotz größter Anstrengungen zahlreicher Fachleute als Krankheiten im biolo-gischen Sinn bisher nicht faßbar geworden. Das gibt nach so vielen Mühen zu denken.

Geisteskrankheiten! Das Wort schon hat denen, die es immer wieder neu überdacht haben, Schwierigkeiten bereitet. Krankheit im medizinischen Sinne gibt es, wie Kurt SCHNEIDER[2] sagt, nur im Leiblichen. Was dagegen Geist sei, lasse sich nicht definieren. Leibliches ist der Geist keinesfalls. Daß der Geist erkranken könne, ist daher in sich widersprüchlich. Mithin: was eine Geisteskrankheit sei, hat sich trotz vieler naturwissenschaftlicher Bemühungen und Versuche begrifflicher Klärung bis heute nicht bestimmen lassen. Der

---

[1] KOLLE, K.: Die endogenen Psychosen das delphische Orakel der Psychiatrie. München: Lehmann 1955.

[2] SCHNEIDER, K.: Klinische Psychopathologie. Stuttgart: Thieme 1950.

Begriff „Geisteskrankheit" ist ungenau und in seiner Ungenauigkeit bereits Zeichen für verhängnisvolle Unklarheiten im Grund der Psychiatrie als Wissenschaft selbst. In jedem Fall einer Psychose sollte besser von „Geistesstörung" die Rede sein. Damit allein freilich ist die Psychiatrie noch nicht zu neuen Erkenntnismöglichkeiten gediehen.

Noch vor hundert Jahren etwa haben die Ärzte ernstlich gezögert, sich der geistigen Störungen naturwissenschaftlich anzunehmen. Nachdem das durch GRIESINGER gewagt worden ist, konnte die Psychiatrie als medizinische Spezialdisziplin unter den anerkannten Disziplinen zu immer größerem Ansehen kommen. Dies aber nicht, ohne den Möglichkeiten des Erkennens Opfer zu bringen! Die Wissenschaftlichkeit, die den Grundstock der heutigen Psychiatrie hat bilden helfen, ist möglich geworden, nachdem die Psychiater sich einem Postulat unterworfen hatten. Denkforderung der Psychiatrie seit GRIESINGER war, daß die sogen. Psychosen auf körperlich bedingten Störungen beruhen. Von nun an erst hatte es die Psychiatrie mit Geisteskranken zu tun.

Der Gedanke der Somatogenese der Psychosen herrscht hierzulande immer noch vor. In der letzten Zeit allerdings ist er immer häufiger in Frage gestellt worden. Er mußte leidenschaftlich gegen die Annahme der Psychogenese der Psychosen, für die vorwiegend die englisch sprechende Welt Partei ergriffen hat, verteidigt werden. Beide Ursachenbegriffe beruhen auf Vorstellungen. Keine der beiden Vorstellungen hat sich überzeugend durchzusetzen vermocht. Nur eine der beiden scheint richtig sein zu können. Hier scheint eine echte Aporie, eine Ausweglosigkeit des Denkens, vorzuliegen. Wo liegt die Möglichkeit, ihr zu entrinnen? –

Geisteskrankheiten sind Gehirnkrankheiten. Dieser Satz hat für die Psychiater der klassischen Schule – und das sind in Deutschland noch heute die meisten – vielfach seine Gültigkeit behalten. Er ist im Lauf der Zeit nur etwas anders formuliert worden. Man sagt jetzt lieber: Geistesstörungen beruhen auf körperlichen Krankheiten, die wir zum Teil noch nicht kennen. Diese Vorstellung hat es möglich gemacht, daß an der Aufklärung von Geistesstörungen interessierte Ärzte sich auf immer speziellere Forschungsweisen konzentrierten. Erst seit man vom krankhaften Ursprung der Psychosen überzeugt war, hat man daran gehen können, von den verschiedensten Standpunkten aus der vorgestellten Krankheitsursache näher zu treten. Daher der Aufschwung sowohl in der Herausarbeitung von Symptomen und Befunden als auch in der Entwicklung von Spezialwissenschaften im Rahmen der Psychiatrie. Daher auch die Idee KRAEPELINS, das Herangehen an die Geistesstörungen von verschiedenen Standpunkten aus zur Grundlage für eine psychiatrische Forschungsanstalt zu machen.

In der Idee von der Somatogenese der Geistesstörungen nun haben, so befremdlich das zunächst klingen mag, nicht nur die sogen. klinischen Forschungsmethoden, sondern schließlich auch alle tiefenpsychologischen und

2

psychoanalytischen Bemühungen der Psychiatrie ihre Wurzel. Mit dem Postulat von der körperlichen Ursache der Psychosen nämlich hat sich zwangsläufig von Anfang an auch der dieser Denkforderung entgegengesetzte Gedanke der Psychogenese ergeben. Die eine Richtung ist von der anderen abhängig. So sehr man sich unter Psychiatern uneins geworden ist: die Uneinigkeit hat ihren Ursprung in einem gemeinsamen Grundgedanken. *Dieser Grundgedanke besteht darin, daß eine Geistesstörung eine Ursache haben muß.*

Während die Medizin im großen ganzen auf dem Umgang mit dem praktisch Gegebenen und erst in zweiter Linie auf Leitbildern fußt, ist das im Fall der Psychiatrie anders. Die Psychiatrie als Wissenschaft beruht im wesentlichen auf Ideen. An Hand dieser sucht sie sich im Praktischen dann zurechtzufinden. Diese Besonderheit im Ansatz ist übrigens einer der Gründe, warum die Psychiatrie trotz aller naturwissenschaftlichen Angleichung an die übrige Medizin von der Mehrzahl der Mediziner argwöhnisch betrachtet wird. In der Psychiatrie spielen Ideen für das wissenschaftliche Vorgehen eine hervorragende Rolle. Ideen liegen, wie schon KANT gelehrt hat, jedem wissenschaftlichen Erkennen notwendig zugrunde. Ganz ohne Ideen keine richtigen Feststellungen und keine nützlichen Erkenntnisse.

Ideen sind nicht immer nur fruchtbar. Oft sind sie auch Anlaß dafür, daß auf dem von ihnen gewiesenen Weg selbst das Nächstliegende schließlich nicht mehr bemerkt wird. Unter ihrem Einfluß pflegen sich wissenschaftliche Schulen nicht nur zu entwickeln, sondern auch zu erschöpfen und festzurennen. Letzteres insbesondere dann, wenn man über dem bisher Erreichten vergessen hat, sich auf die ursprüngliche Idee, die zur Denkforderung geworden ist, kritisch zu besinnen. Unter Umständen können Ideen also insgeheim zu Dogmen oder über die Dogmen dann zu Utopien werden. So auch in der Geschichte der Psychiatrie. Dogmatische Festlegungen in der Psychiatrie sind, worauf JASPERS vielfach hingewiesen hat, nichts Ungewöhnliches. Das ist bei der Wesensart der Psychiatrie nicht zu verwundern. Von seiten der Kliniker z. B. ist oft und gern auf die Dogmatisierungen im psychoanalytischen Lager hingewiesen worden. Es wäre jedoch Anlaß genug gewesen, auch im eigenen Lager, etwa in den Reihen der Hirnpsychopathologen oder der Genealogen, sich der eigenen Dogmatisierungen bewußt zu werden.

Nun, die großen Zeiten der Dogmatik in der Psychiatrie liegen hinter uns. Dies dank der erkenntniskritischen Arbeiten von JASPERS, GRUHLE, K. SCHNEIDER u. a. Einmal als Dogmen gebrandmarkte Theorien pflegen sich nicht mehr lange zu halten. Indessen gibt es in der Psychiatrie immer noch vieles, was nicht zu Ende gedacht ist. Dazu gehört der Krankheitsbegriff.

Eine der herrschenden, dogmatisch verfestigten Ideen der Psychiatrie ist zweifellos die Theorie von der Somatogenese der Psychosen. Ein untrügliches Zeichen ist der Affekt, mit dem jene Idee von vielen noch verteidigt zu werden pflegt. Sich dagegen zu erklären, wird von vielen Psychiatern, ja sogar von manchen Fakultäten hierzulande noch persönlich verübelt. Durch Erfahrungen und Überlegungen hier mehr Klarheit zu schaffen, scheint mir daher eine wichtige Aufgabe.

Mit der Zeit haben sich in der neuzeitlichen Psychiatrie zwei Fronten gegeneinander aufgerichtet. Unversöhnbar stehen die Ansichten der Somatiker und Psychiker einander gegenüber. Der eine Teil will als Psychose nur das gelten lassen, was vermutlich durch körperliche Erkrankungen irgendwelcher Art bedingt ist; der andere dagegen meint, die Schizophrenie z. B. aus der Geschichtlichkeit der Person, aus Erlebnissen und Milieueinflüssen herleiten zu können. Die einen behaupten, nur das, was bloß psychopathologisch – wenn auch unter Beiziehung von Laboratorien und Apparaturen – betrieben werden könne, sei Klinik; die anderen dagegen mühen sich in manchmal erfolgreichem, oftmals aber auch vergeblichem psychotherapeutischem Einsatz ab, ihrem Leitgedanken von der Umnachtung aus personalen Gründen durch praktische Beispiele Geltung zu verschaffen. Besorgt fragen die einen, wo wir mit der Psychiatrie begrifflich denn hinkämen, wenn man die Idee, Psychosen seien ausschließlich somatogen bedingt, aufgeben würde. Die anderen dagegen haben, unbekümmert um den berechtigten Anspruch auf begriffliche Klarheit, sich dem Psychotischen zugewandt mit dem anerkennenswerten Ziel, über alle Begriffsbildungen hinweg von Fall zu Fall zu heilen oder wenigstens Erleichterung zu schaffen.

Wo auch immer eine Situation sich so zugespitzt hat, daß die Gegensätze unüberbrückbar geworden sind, pflegt die Wahrheit beiden gleich fern zu liegen. Unter den gegebenen Umständen, insbesondere auch mit Rücksicht auf die offenbare Zweideutigkeit des Krankheitsbegriffes in der Psychiatrie, ist es allerdings nicht nur schwierig, sie zu finden, sondern schon schwierig, überhaupt nach ihr zu suchen. In dieser Situation ist es Aufgabe, die gewohnten Grundvorstellungen über das Wesen der Geistes-„Krankheit" von Grund aus nochmals zu überdenken.

II

Grundlagen- und Ursachenforschung

Die gegenwärtige Lage in der Psychiatrie – davon sind alle Beteiligten überzeugt – verlangt eindringlicher noch als bisher nach Grundlagenforschung. Was Grundlagenforschung ist, darüber besteht weithin beträchtliche Unklarheit. Diese wirkt sich ebenso auf den Fortgang der wissenschaftlichen Forschung im allgemeinen wie auf das Erkennen des Wesens der Geistesstörungen im besonderen aus.

Grundlagenforschung scheint auf den Kern des *Vorliegenden* abzuzielen. Dementsprechend hat Grundlagenforschung sich im Bereich der Naturwis-

4

senschaften immer wieder anheischig gemacht, herauszubringen, durch was das Vorliegende letztlich bewirkt, bewegt und in Gang gehalten wird. Dabei ist es, wie man aus den immer zahlreicher werdenden Publikationen weiß, allerdings recht merkwürdig zugegangen. Vom Leistungsvermögen der technischen Methoden überzeugt, war man gewissermaßen auf Treibjagd ausgezogen. Zu ihrer Überraschung haben die Naturforscher vom Vorliegenden selbst, das sie bis ins Letzte untersucht haben, Zurechtweisungen hinnehmen müssen – hinsichtlich ihrer Vorstellungen über das Zutageliegende und auch ihres methodischen Optimismus. Die Kernphysiker etwa haben erkennen müssen, daß es sich beim „Innersten" eines Atoms nicht eigentlich um einen Kern, sondern um Schwingungen handelt, Schwingungen, die weder geteilt werden können, noch etwas über das Wesen des Stofflichen, das zu ergründen die Physiker ursprünglich ausgezogen waren, zu verraten vermögen. Der letzte, äußerste Versuch physikalischer Grundlagenforschung hat daher zu einem Verzicht gezwungen. Ursprünglich auf die Entdeckung der Eigenschaften des Atomkerns aus, hat HEISENBERG den erzwungenen Verzicht mit folgenden Worten umrissen: „Die Ansprüche unserer Wissenschaft auf Erkenntnis der Natur im ursprünglichen Sinne des Wortes sind immer geringer geworden ... Der *Fortschritt* in der Naturwissenschaft wurde erkauft durch den *Verzicht* darauf, die Phänomene in der Natur unserem Denken durch Naturwissenschaft unmittelbar lebendig zu machen"[1].

Der Physiker, der Grundlagenforschung im Sinn von Ursachenforschung treibt, kommt m. a. W. dem Wesen des Vorliegenden nicht auf den Grund. Grundlagenforschung ist etwas anderes als Ursachenforschung. Oder anders gesagt: Wer der vollen Wirklichkeit auf den Grund kommen will, darf sich methodisch nicht auf das Entdecken von Ursächlichem einschränken.

Grundlagenforschung in der Psychiatrie ist bis vor kurzem, wie selbstverständlich, im Sinne von Ursachenforschung betrieben worden: Ursachenforschung auf Wegen, die aus der naturwissenschaftlichen Medizin her bekannt sind. Man war auch in der Psychiatrie vorwiegend technisch vorgegangen. Selbst da, wo man bemüht war, abnorme seelische Erscheinungen psychologisch und psychopathologisch registrierend zu erfassen, ist Technik am Werk. Technik ist nämlich jene besondere Art von Geschicklichkeit, dem Vorliegenden von außen her, sei es mit Hilfe von sogen. exakten Methoden, sei es mit Hilfe von Begriffen, beizukommen.

Dank der Arbeit von Spezialisten ist auf diese Weise viel Nützliches und für die Psychiatrie Wissenswertes herausgebracht worden. Dem Wesen der Geistesstörungen jedoch ist man dadurch nicht auf den Grund gekommen. Hält man nämlich Geistesstörungen rundweg für etwas Krankhaftes im biologischen Sinn, ist man wissenschaftlich voreingenommen. Aus Voreingenommenheit ist man von Anfang an gezwungen, im somatischen oder

---

[1] HEISENBERG, W.: „Wandlungen in den Grundlagen der Naturwissenschaft." Leipzig 1942, S. 37.

psychoanalytischen Lager der Psychiatrie Stellung zu beziehen. Damit aber hat man sich der Möglichkeit, zum Wesen der Geistesstörungen, zu ihrem eigentlichen Grund vorzudringen, begeben. Man hat sich den Weg zur Grundlagenforschung verstellt.

Grundlagenforschung zielt auf das *Wesen* ab, d. h. nicht auf Charaktere von Seiendem, sondern auf solche vom Sein. Wie denn aber *ist* das Wesen einer Psychose? Die Physiker haben notgedrungen auf den Anspruch, das Wesen der Materie auszumachen, verzichtet. Dies einfach deshalb, weil Physik zwangsläufig Naturwissenschaft bleibt, Naturwissenschaft aber ausschließlich auf das Erfassen des Bestehenden, des Stofflichen beschränkt ist. Die Psychiatrie dagegen braucht im Hinblick auf das Wesen der Psychosen glücklicherweise wissenschaftlich nicht zu resignieren, weil sie, wie keine andere durch Naturwissenschaft bereicherte Wissenschaft, die Möglichkeit hat, sich auch geisteswissenschaftlich auszurichten. Geisteswissenschaftliches Eingehen auf das Wesen der Psychosen schließt allerdings aus, auf dem Wesensgrund des Geistesgestörten nach Sachlichem zu suchen. Das Fragen nach dem *Wie* tritt anstelle des Fragens nach dem *Was*.

Geisteswissenschaftliches Vorgehen findet seinen Gegenstand in den Ordnungen und Unordnungen des gesellschaftlichen, rechtlichen, staatlichen Lebens, in den Auslegungen und Mißdeutungen der Welten von Sprache, Kunst und Religion. Seine Methoden sind notwendig andere als die der Naturwissenschaften. Sie laufen auf Auslegung, Interpretation hinaus, die nicht auf das Sachliche im Sinne der Naturwissenschaft eingeschränkt ist.

Geisteswissenschaftliche Interpretationen hat es, auch unter der Vorherrschaft der Naturwissenschaft, in der Psychiatrie schon öfters gegeben. Die KRETSCHMER'sche Lehre vom lebendigen Zusammenhang von Körperbau und Charakter z. B. ist ursprünglich geisteswissenschaftliche Interpretation gewesen. Den Tendenzen des 19. Jahrhunderts folgend hat sie sich selbst dann allerdings naturwissenschaftlich-objektivierend mißverstanden. Will man den vielen Ausweglosigkeiten der naturwissenschaftlichen Ursachenforschung in der Psychiatrie entkommen, wird man sich der Methode der geisteswissenschaftlichen Interpretation bedienen müssen. Dies jedoch auf eine weit strengere und mehr am Wirklichen bleibende Art, als das bisher geschehen ist. Im anderen Fall würde ein solcher Versuch alsbald wieder dazu führen, sich von neuem in Ideen festzufahren und in Utopien zu verflüchtigen.

Wie aber ist geisteswissenschaftliche Auslegung einer Geistesstörung überhaupt anzufassen? Wie ist geisteswissenschaftlich orientierte Grundlagenforschung in der Psychiatrie möglich? Wird uns exakte Begrifflichkeit und streng logisches Vorgehen allein weiterhelfen? Kann man, unbesorgt für den Fortgang der psychiatrischen Erkenntnis, sagen, das Wesen der Geistesstörung bestehe darin, daß im Dasein des Betroffenen der Geist aus irgendwelchen Gründen nicht mehr in der notwendigen Weise zur Entfaltung gelangt? – So ähnlich hat man in der naturwissenschaftlichen Periode der Psychiatrie schon einmal gedacht.

Halten wir vorerst einmal daran fest. Von der trotz aller technischen Anstrengung bisher völlig unbeweisbar gebliebenen Denkforderung, jeder Psychose ursächlich Krankheit unterstellen zu müssen, ist diese Auffassung wenigstens frei. Sie sieht das Wesen der Psychosen aus dem spezifisch Menschlichen kommen. Unser Blick wird dadurch eine zeitlang auf die *Anthropologie* gerichtet.

Die eine oder andere Ur-*Sache* kann eine Psychose, so gesehen, sowohl in körperlichen (naturwissenschaftlich faßbaren), als auch in seelischen (psychopathologisch bestimmbaren) Gegebenheiten haben. Aber der *Grund* dafür, daß sich beim Menschen Geistesstörungen ereignen, liegt im *Wesen* des Menschen selbst begründet. Stößt man sich in diesem Zusammenhang nicht an einem technischen Bild, so kann man den Psychotischen mit einem Schienenfahrzeug vergleichen. Der Ur-*Sachen*, daß dieses aus den Schienen springt, gibt es viele. Sie durch Erkennen zu bestimmen und zu beheben, ist Sache des Spezialisten. Der *Grund* dafür, daß sich eine Entgleisung ereignen kann, liegt jedoch im Wesen, in dem, was das Fahrzeug während der Fahrt auf den Schienen *ist*. Indem ein Konstrukteur den Gedanken des Schienenfahrzeugs entworfen hat, hat er m. a. W. von Anfang an mit Entgleisungen rechnen müssen. Dementsprechend hat er seine ganzen Berechnungen auf die Verhinderung einer solchen Katastrophe abgestellt. Weil der Mensch auf *Geist* angelegt ist, muß auch erwartet werden, daß er geistig störbar ist. Daß dem so ist, geht u. a. auch daraus hervor, daß außermenschliche Lebewesen Geistesstörungen nicht aufweisen. Tiere können nicht in der Weise wie ein Mensch verrückt werden. Eine Ver-rückung, d. h. ein perspektivisches Anderssein zur Welt liegt nicht in den Möglichkeiten eines tierischen Lebewesens. Der Mensch allein, das einzige Wesen, das sich im Geiste ordnet, kann auch im Geiste in Unordnung geraten, kann geistesgestört werden.

Gewiß, auch ein Tier kann u. U. „psychotisch" reagieren. In all solchen Fällen aber handelt es sich um Folgen von Bewußtseinsveränderungen, um affektive Beeinträchtigungen oder Verwirrtheitszustände, kurzum um das, was man mit Recht unter dem Begriff der einfachen Seelenstörung zusammenzufassen pflegt. Der Gedanke an einen Gorilla dagegen, der Wahnideen entwickelt, ist absurd und komisch. Oder: Bei einer Hündin kann es zu einer Scheinschwangerschaft kommen, aber nicht zu einem Liebeswahn. Ob es bei der Tollwut des Wildes halluzinatorische Wahrnehmungen gibt, ist nicht sicher bekannt. Ich bin überzeugt, daß es höchst unwahrscheinlich ist, denn der Perceptionsakt des Tieres hat mit Wahr-Nehmung nichts zu tun. Wahr und unwahr sind Erfahrungen, die lediglich dem Menschen vorbehalten sind. Das alles hat die Psychiatrie, die es vorwiegend als Naturwissenschaft zu Ansehen gebracht hat, bisher viel zu wenig bedacht.

Grundlagenforschung in der Psychiatrie! – Im Achten auf die Phänomene geistiger Störungen erhellt sich auf dem Wege geisteswissenschaftlichen Vorgehens das Wesen des Menschen. Die genauere Kenntnis des Wesens psychotischer Menschen kann uns auch eine Erkenntnis vom Wesen des Gesunden vermitteln. Ist uns vom Wesen des Heilen auf diese Weise etwas aufgegangen, sind wir schließlich auch in der Lage, auch dem Wesen des Unheils, dem der Psychotische ausgesetzt ist, näher zu kommen.

III

Geisteswissenschaftliche Interpretation einer Phobie

Ergrimmt fragt SCHOPENHAUER zu HEGEL hinüber: „Geist? Wer ist denn der Bursche?" Daran, daß auf die Frage nach dem Wesen des Geistes eine Antwort nicht mehr hat gegeben werden können, ist die in der ersten Hälfte des 19. Jahrhunderts noch durchaus geisteswissenschaftlich orientierte Psychiatrie gescheitert. Inzwischen sehen wir uns durch das Bedenken des Seins in HEIDEGGERS Fundamentalontologie und die von HUSSERL kommende phänomenologische Methode wieder in die Lage versetzt, auf die Frage nach dem Wesen des Geistes eine befriedigende Antwort geben zu können. Freilich nicht im Sinne einer Definition oder gar einer Objektivierung, sondern im Sinne der Aufweisung und Auslegung einer Wirklichkeit, die uns in Anspruch nimmt und die wir als Ek-sistierende, die sich sorgend für das Sein offen halten, erst sind.

Wenn wir uns auch in der Psychiatrie von solchen Einsichten leiten lassen und wenn wir uns der phänomenologischen Methode, die im Fragen nach dem Wesen entwickelt worden ist, versichern, so können wir getrost das Ziel einer geisteswissenschaftlich orientierten Psychiatrie ins Auge fassen. Auch können wir gewiß sein, daß uns auf diesem Weg eine Fülle ärztlicher Einsichten und Erkenntnisse zuteil wird – zum Nutzen der Patienten und auch zum Heil für unsere eigene wissenschaftliche Ratlosigkeit und Zerrissenheit.

Beginnen wir unseren neuen Weg mit der Auslegung einer Phobie und sorgen wir dafür, daß unsere Interpretation sich nicht, wie in der klassischen Psychiatrie, alsbald auf das Meßbare, Zählbare, begrifflich Faßbare gegenständlich einengt.

Das Versagen eines 49 Jahre alten Ingenieurs reicht in die Zeit seines Studiums zurück. Anstatt in vier, hat er es in langen neun Jahren absolviert. Eines Tages fiel damals in der Technischen Hochschule mit lautem Knall eine Tür zu. Zutiefst erschrocken, war ihm, als habe er die Hochschule zuvor noch als Glücklicher betreten, um als von drohendem Unglück Gezeichneter sie nun verlassen zu müssen. Den Fluch drohenden Urteils zu bannen, ging er aus dem Gebäude hinaus, um es versuchsweise wieder neu zu betreten.

Solches Zurücknehmen-müssen von bedrohlich erscheinenden Geschehnissen hat sich im Lauf seines Lebens immer mehr als Zwang eingespielt. Dieser ist schließlich bis zu grotesken Ausmaßen angewachsen. Geht N. in ein

Gebäude hinein, muß er es in genau derselben äußeren Aufmachung wieder verlassen. Hat er Licht im Zimmer gemacht, muß er den Schalter ohne Rücksicht auf die noch Anwesenden beim Hinausgehen ausknipsen. „Alles, was ich mache, muß wieder ausgelöscht werden." Er will „keinen Stromkreis in die Welt setzen", weil er „nicht kontrollieren kann, was damit geschieht". Reicht er die Hand, entzaubert er daher alsbald seinen Händedruck, indem er den Unterarm seines Gegenüber geschwind mit der Linken berührt. Bevor er sich auf einen Sessel setzt, macht er kreuzweise Berührungsbewegungen über ihn hin. Geht er durch eine Tür, nimmt er das Hindurchgehen mit einem kleinen Ruck des Körpers zurück. Sieht er auf seinem Weg etwas Auffälliges, muß er das „auslöschen", weil er fürchtet, daß das, was er wahrgenommen hat, in seinem Gedächtnis allzu sehr haftet, indem es von ihm Besitz ergreift. Beim Treppengehen muß er mitzählen, jedoch hernach Manipulationen entwickeln, um vergessen zu können, wieviel Stufen er zählend begangen hat. Auf jede Kleinigkeit, jeden Kanaldeckel etwa, achtet er in der Besorgnis, sein Fuß komme quer darauf zu stehen und stelle sich daher in seinem Bewußtsein so sehr heraus, daß er ihm für lange Zeit unübersteigbar im Weg sei.

Mit seiner immer pedantischeren Ordnung bezweckt er, sein Dasein zu entsühnen und sich damit von einem Spannungsgefühl, einer aus dem Grunde eines Schuldgefühls aufsteigenden schrecklichen Angst zu befreien. Um dieser zu entgehen, sucht er, möglichst wenig gebunden zu sein, nicht verantwortlich belastet zu werden. Das Bewußtsein, im Existieren Sorge für das Anwesende tragen zu müssen, ist bei ihm offensichtlich krankhaft gesteigert. Daher duldet er in seinem Zimmer auch nur das Allernotwendigste an Einrichtungsgegenständen. Je weniger neue Tatsachen durch ihn in der Welt geschaffen würden, desto weniger könne passieren. Infolge seines Existierens in Furcht und Zittern verwahrt er sich, wenn auch vergeblich, ständig gegen die Mächte, die mit seinem Leben und den kleinsten von ihm geschaffenen Tatsachen sich konstituieren.

Je pedantischer er geworden ist, je mehr das Ritual des ständigen Entsühnens und Ungeschehen-machens sich bei ihm eingespielt hat, desto beängstigender ist in ihm das Gefühl geworden, jeder Tag, jede Stunde, jede Minute könne ihm zum Verhängnis werden. Immer grauenhafter ist ihm daher alles erschienen, was auf ihn zukommt. Der Zukunft immer mehr abgekehrt, hat er versucht, sich mehr und mehr ans Vergangene zu halten. Jedoch auch die Vergangenheit hat sich ihm nun zunehmend als eine böse Folge bedrohlicher Engpässe präsentiert, denen er nur mit knapper Not jeweils zu entrinnen vermocht hat.

Seine Militärdienstzeit z. B. scheint ihm rückblickend als ausgefüllt von entsetzlichen Ängsten, die sich darum drehten, erschossen zu werden, nur weil er als Landesschütze und später als Angehöriger einer Dolmetscherkompanie stets Gefahr gelaufen sei, gegen Vorschriften zu verstoßen. Dabei war er drei Jahre beim Militär und wohl nicht grob auffällig gewesen, obwohl er auch damals schon unter einer Fülle von Phobien gelitten hat. Jetzt dagegen ist er ob seiner Unfähigkeit, ohne Entsühnungsversuche und Zaubereien im Gegenwärtigen zu bestehen, zur geringsten Handreichung unbrauchbar. Er hat sein Leben bewußt aufs dürftigste eingeschränkt. Gerade deshalb nun ist er aber in der Angst vor dem Verhängnisvollen nicht mehr in der Lage, über alle seine Einschränkungen, von denen er geradezu gelebt wird, sich hinwegzusetzen.

Geht man an den Fall in der üblichen Weise neurophysiologisch, genetisch, biochemisch, psychopathologisch oder statistisch heran, verspricht er nichts sonderlich Neues. Er läßt sich klassifizieren und prognostizieren. In dem zur Zeit geltenden psychiatrischen Diagnosenschema wird unser Ingenieur entweder als Anankast oder als Schizophrener rangieren. Genau besehen ist damit jedoch so gut wie gar nichts, vielfach sogar Verwirrendes, dem Verstehen Abträgliches gesagt. Einig werden könnte man sich im Lager der objektivierenden Psychiatrie darüber, daß bei ihm in seiner Studienzeit eine Persönlichkeitsverwandlung, eine dauernde Veränderung, eine Ver-rückung, ein Prozeß stattgefunden habe. Je nachdem man sich im Hinblick auf diesen „Prozeß" für eine Schizophrenie oder eine abnorme Erlebnisreaktion auf der Grundlage einer psychopathischen Konstitution entscheidet, wird man sich auf einen organischen oder einen psychischen Faktor als Ursache für das bestehende Leiden festlegen.

Im ersteren Fall gilt der Casus von vornherein als unverstehbar. Damit ist er zwar diagnostiziert, aber auch ärztlich abgetan. Im letzteren wird man sich um die Herausarbeitung psychologisch typischer Verlaufszusammenhänge bemühen und dabei einiges Verständnis für ihn gewinnen. Vom Erfolg der Bemühungen, ihm ärztlich grundsätzlich beistehen zu können, wird man auch dann nicht überzeugt sein. Beide Betrachtungsweisen stehen vor dem gegenständlichen Hintergrund eines biologischen Geschehens.

Der Versuch dagegen, den Fall „tiefenpsychologisch" zu verstehen und damit zur Auflösung zu bringen, müßte mit der Übernahme einer der psychoanalytischen Theorien vom Wesen des Menschen und der dazu gehörigen Spezialsprache erkauft werden. Wem es ernstlich darum zu tun ist, Einsicht in das von der Norm abweichende Wesen von Persönlichkeiten der geschilderten Art zu gewinnen, muß sich davor scheuen, die Möglichkeit seiner Einsicht von vornherein durch Vorurteile zu verstellen. FREUD selbst hat darum gewußt und deshalb gesagt, es läge ihm nichts an seinen Theorien, wenn nur ein Weg wäre, auf dem das Wesen des abnormen Menschen sich ihm unmittelbar auftäte.

Was lehrt den Unvoreingenommenen der Fall unseres Ingenieurs? Es handelt sich um einen Patienten. Wir sollten ärztlich etwas für ihn tun. Handelt es sich jedoch bei ihm um einen Kranken in irgendeinem medizinisch-biologischen Sinn? Die klassische Systematik reiht solche Fälle unter die Psychopathen mit abnormen Erlebnisreaktionen ein! Wenn sie aber dann im Lauf der Jahre versanden? Dann war es eben ein Schizophrenie! Also

10

dann doch eine Krankheit? – Welch eine ungeklärte Situation! Sie ergibt sich in den meisten Fällen von Phobie.

Selbst wenn man sich der Ansicht, daß Krankheiten stets stofflicher Natur sind, nicht anschließen will, und sich psychoanalytisch einstellt, ist man keineswegs von den genannten Schwierigkeiten befreit. Hat man sich doch auch dann – wir sagten das schon – auf Ursachenforschung eingestellt. Krankheit lediglich aus Ursachen ableiten zu wollen, ist jedoch untunlich. Wenn nämlich aus prinzipiellen Gründen die Ursachenforschung versagt, ließe sich, auch wenn man es zweifellos mit Patienten zu tun hat, von Krankheit nicht mehr reden.

Kann man nun hoffen, Fälle wie den vorgetragenen ursächlich zu klären? Und ist es, wenn sich das als trügerisch erweisen sollte, nicht förderlicher, sich klar zu machen: wieso die Möglichkeit des Menschen, sich in der Begegnung mit der Welt geistig zu verwirklichen, aus seinen eigenen Wesensgründen heraus störbar sein kann? Kommen wir auf diese Weise, wenn auch auf einem Umweg, einer Klärung des Krankheitsbegriffes in der Psychiatrie nicht wesentlich näher?

Geht man so vor, dann braucht keineswegs außer acht zu bleiben, daß die Lebensgeschichte unseres Falles gravierende Besonderheiten aufweist; daß N. von jeher besondere Neigungen und Schwächen gehabt hat; daß solche sich bei dem und jenem Familienmitglied schon gezeigt haben, oder daß er körperlich gewissen schädigenden Einwirkungen ausgesetzt war und diese nicht ohne Einfluß auf die Entwicklung des Krankheitsbildes sein können. Solche Feststellungen wären durchaus dazu angetan, das Bild, das wir uns von seiner eigenartig kranken Person machen, zu ergänzen. Sie könnten uns *ursächliche* Hinweise zu einzelnen Verhaltensweisen geben. Dem *Wesen* jenes Krankseins aber kann man ursächlich nicht beikommen. Das Wesen abnormer Persönlichkeiten wird durch objektivierende Feststellungen niemals erhellt. Jedoch läßt sich, was unser Patient an krankhaften Besonderheiten bietet, in geisteswissenschaftlich verstehendem Hinblicken auf das Wesen des Menschen von Grund auf verstehen. Die geisteswissenschaftlich orientierte Anthropologie hat sich in vielfältigen Kennzeichnungen über das Wesen des Menschen geäußert. Wenn etwa NIETZSCHE vom Menschen als dem nicht festgestellten Tier spricht oder als von einem Wesen, das Nein sagen kann, so will er damit sagen, daß der Mensch Erlebnissen und Geschehnissen auf eine Art ausgesetzt ist, die bei der Kreatur nicht vorkommt. Jeder Mensch hat seine jeweils ihm eigentümliche Welt und das ihm zugehörige Schicksal. Wir leben geschichtlich, haben Horizont, Welt, Zeit. In alldem haben wir nicht bloß psychologisch feststellbare Eigenschaften, werden wir nicht nur von Trieben bestimmt, sondern leben in Verantwortung, haben Gewissen, haben Fülle, Leere, Weite – Wirklichkeiten, mit denen die objektivierende Wissenschaft nichts anfangen kann, die aber unser Wesen bestimmen und prägen, wo sie uns in Anspruch nehmen. Solche

Wirklichkeiten fordern den Einzelnen zu seinem Wesen heraus und gehören zugleich dem Grund an, aus dem er selbst *ist*.

In solcher Auseinandersetzung und Entfaltung kann der Mensch sich Freiheit erringen. Mit der Freiheit aber ist auch Zwang und Bedrohung gegeben. Mit beidem wächst das Schicksal, das es nicht nur zu ertragen, sondern auch auf sich zu nehmen, sich zu eigen zu machen gilt.

Auf ihrem Lebensweg gelingt der Person fast nie fortgesetzte Entfaltung. Die Kraft kann mehr oder weniger früh den Ansprüchen der Wirklichkeit erliegen, die Person kann menschlich versagen. Damit ergeben sich beim Einzelnen dann Haltungen, die u. U. nach ärztlicher Hilfe verlangen. Ärztliche Hilfe kann in diesen Fällen nur gewährt werden, wenn der Arzt sich zutiefst über die Möglichkeiten des Menschseins im klaren ist. Dies ermöglicht dem Wissenschaftler – sofern er nur beim Phänomen bleibt und nicht, von einzelnen Symptomen verleitet, immer nur nach Ursachen fragt – Werdegang und Wesen des Menschen erst recht von Grund aus zu verstehen. Psychiater-sein setzt somit vor allem voraus, Seinsverständnis zu haben. Unsere Wissenschaft kann so, wie ich an anderer Stelle schon zu zeigen bemüht war, einen Beitrag zur Grundlagenforschung geben.

An gewissen Phänomenen einer phobischen Patientin hat v. Gebsattel [1] meisterhaft gezeigt, in welcher Weise die Phobie nicht Sache des Werdens, sondern des sich-Zurückziehens ist. In der Phobie geschieht eine abseitige Lebensbewegung in der Auseinandersetzung mit der Welt und dem Schicksal. Stets weicht der Phobiker der Ungewißheit aus, um sich in der vermeintlichen Sicherung des Berechenbaren anzusiedeln. In der erforderlichen Auseinandersetzung mit der Weite kam es bei v. Gebsattels Patientin zu einer Abkehr von der Zukunft, weil die Furcht, es könne aus der Weite nicht zu Bewältigendes herangekrochen kommen, zu groß, der Mut und die Bereitschaft, sich mit dieser Wirklichkeit auseinanderzusetzen, zu klein war. Seine Patientin zog sich, zaghaft zuerst, dann in die abseitige Bewegung immer mehr hineingerissen, vor dem Anspruch der Fülle und Weite zurück. Damit verlor sie aber dann zunehmend die notwendige lebendige Beziehung zum Kommenden. Aus diesem Grund sind mit allen phobischen Machenschaften zur Abwehr der möglichen Schrecken, die von der Ungewißheit dessen herrühren, was den Menschen in Anspruch nimmt, immer schreckliche Folgen verbunden.

Schenken wir jedoch auch unserem eigenen Patienten noch einmal Gehör. Eine plötzliche Angst vor dem Unberechenbaren, genauer gesagt: seine Scheu vor den ungewissen Möglichkeiten, die sich in seinem Dasein ergeben haben, hat ihn plötzlich befallen und dann nicht mehr losgelassen. Diese Angst hat jahrzehntelang sein Verhalten bestimmt. Mit dem Zufallen jener Tür war ihm unauslöschlich ins Bewußtsein getreten, wie gefährdet der verantwor-

---

[1] Gebsattel, V. v.: Prolegomena einer medizinischen Anthropologie (S. 47 ff.). Berlin—Göttingen—Heidelberg: Springer 1954.

tungsbewußte, gewissenhafte Mensch in der Welt ist, welches Risiko sich mit dem Existieren verbindet. Seit jenem Tag war er in zunehmendem Maß sein eigener geisteswissenschaftlicher Anthropologe geworden. Dies auf die skrupulöseste Art. Mehr und mehr hat er sich vom Gedanken umtreiben lassen, wie sehr doch mit jeder Auseinandersetzung Verantwortung, mit jeder Handreichung Bindung, mit allen Daseinsweisen jeweils Sorge und Schuld verknüpft sind. Dem allen will er sich durch Einschränkungen, durch symbolische Entsühnungsversuche, durch Festlegungen auf das Überschaubare und Berechenbare entziehen. Daher seine Scheu, sich mit dem, was ihn in Anspruch nimmt, auseinanderzusetzen; daher seine bizarren Zaubereien, daher seine Manipulationen, alles was er notgedrungen tun muß, symbolisch wenigstens ungeschehen zu machen, zurückzunehmen, wieder auszulöschen.

Sein außergewöhnliches anthropologisches Verständnis ist ihm auf abwegige Weise zum Verhängnis geworden. Ob seiner bewußten Abkehr von der Zukunft, dem unabwendbar auf ihn Zukommenden und ihn in Anspruch Nehmenden, hat er sich erst recht einer angstdurchtränkten Gegenwart und einer stets schlimm erscheinenden Vergangenheit ausgeliefert. Aus dem Zukünftigen, für das er sich hätte offen halten sollen, fließt ihm nun keine Kraft mehr zu, so daß er sein ohnehin schreckliches Leben nun erst recht nicht mehr durchhalten kann. Er, der sich vor der Angst hat auf raffinierte Weise in Sicherheit bringen wollen, ist ihr durch seine aberwitzige Schlauheit in zunehmendem Maße erst recht ausgeliefert worden. Die ungeheuere Verlorenheit des Menschen in der Welt, von der uns die psychiatrischen Kliniken der Neuzeit zwar kaum etwas, Theologie, Religion und Dichtkunst dafür umso mehr berichtet haben, hat sich dem Bewußtsein dieses psychasthenischen Phobikers besonders aufgedrängt, hat von ihm Besitz ergriffen und dazu geführt, daß er sich bei lebendigem Leibe schließlich fast völlig eingesargt hat.

Gibt es einen Schizophrenie-Faktor?[1]

I

Mit der Frage, ob es einen Schizophrenie-Faktor gibt, hätte man vor Jahren nicht kommen dürfen. Die Schizophrenie hat all die Jahrzehnte hindurch als eine Krankheit gegolten. Krankheiten gelten der naturwissenschaftlich orientierten Medizin als Betriebsstörung des Organismus. Betriebsstörungen legt diese Anschauungs- und Vorstellungsweise eine Ursache zugrunde. Wer also die Frage stellt, ob es einen Schizophrenie-Faktor gibt, hat damit insgeheim schon zugegeben, daß er an den Grundvorstellungen der klassischen Psychiatrie zweifelt.

---

[1] Vortrag, gehalten vor der Psychiatrisch-Neurologischen Gesellschaft München am 24. 11. 1955.

Nun, die Ansichten haben sich geändert. Eine nicht unbeträchtliche Anzahl von Fachleuten ist nicht mehr der Überzeugung, daß es sich bei den Krankheiten des Menschen lediglich um Betriebsstörungen innerhalb des Organismus handelt. Man hat anerkennen müssen, daß es seelisch entstandene und seelisch festgehaltene Abnormitäten gibt, denen das Prädikat des Krankhaften nicht gut verweigert werden kann. Man kennt – um einen extremen Fall zu nennen – die Anorexia mentalis als eine Erkrankung auf sogenannter nervöser oder neurotischer Grundlage. Neurotische Verfassungen sind solche, in denen sich die Person im Zustand der Behinderung sinnvoller Auseinandersetzung mit sich und der Welt befindet. Die vielfach propagierte Überzeugung, Medizin sei angewandte Naturwissenschaft und sonst nichts, hat von der Neurosenlehre und der sogenannten Psychosomatik her einen Stoß bekommen, den sie nicht zu parieren vermocht hat.

Bei dieser zwiespältigen Lage hat die Frage, ob es einen Schizophrenie-Faktor gibt, an Berechtigung gewonnen. Sie ist daher von verschiedenen Seiten auch schon öfters gestellt worden. Aber man hat dabei doch stets vorausgesetzt, daß es einen solchen Faktor gibt. Strittig war nur, wo und wie man ihn zu suchen habe.

Im Lager der Naturwissenschaftler hat man den sogenannten Schizophrenie-Faktor in organischen Substraten gesucht. Es müsse sich um einen organischen Prozeß handeln. Die Histopathologen suchten ihn im Gehirn. Noch vor kurzem hat EWALD [1] erklärt, er könne es sich nicht anders denken, als daß Stellen im Hypothalamus für die Schizophrenie verantwortlich seien. Die Genealogen haben ihn in den Chromosomen vermutet. Einige trauten ihrer Hypothese so sehr, daß sie sogar die Verantwortung für Sterilisationsmaßnahmen auf sich nahmen. Die Konstitutionsbiologen verlegen den Faktor in die Konstitution, allerdings ohne in der Lage zu sein, genau sagen zu können, was Konstitution ist. In jüngster Zeit sind die Biochemiker auf den Plan getreten. Manche von ihnen haben beim Publikum wiederum die größten Erwartungen erweckt.

Dieser Gruppe von Somatikern stehen auch in der Schizophreniefrage die Psychiker gegenüber. Sie machen Erlebnisse und seelische Fehlhaltungen für die Schizophrenie verantwortlich. Verständlicherweise sind sie bei den Somatikern wenig beliebt. Diese haben daher versucht, den wissenschaftlichen Ernst der Psychiker zu bezweifeln; sei es, daß man sich über ihre Postulate lustig gemacht, sei es, daß man ihnen vermeintlich beweiskräftige Statistiken entgegenhielt – wie jene verstaubte, höchst zweifelhafte etwa, die Schizophrenie habe unter Kriegseinflüssen nicht zugenommen.

Immerhin, man hat zugeben müssen, daß es Fälle gibt, in denen eine schizoforme Psychose in engem Zusammenhang mit psychischen Traumen zum Ausbruch gekommen ist. Ich selbst bin in der Lage, mit einigen solchen Fällen aufzuwarten. Für ihre These können die Psychiker weiter ins Feld

---

[1] EWALD, G.: Dtsch. med. Wschr. 79, 1813, 1954.

führen, die sogenannte Schizophrenie lasse sich manchmal mit Erfolg psychotherapeutisch behandeln. Die Somatiker haben das zwar bestritten; aber
selbst wenn in nur wenigen Fällen Schizophrene mit Erfolg psychotherapeutisch behandelt worden sind, wäre das ein Beweis, daß es mit der ausschließlich somatischen These nicht stimmt.

Tatsache ist, daß Psychotherapie in manchen Fällen von Schizophrenie
Erfolg hat. Man kann die bisher berichteten Erfolge nicht einfach in Bausch
und Bogen als phantastisch abtun. Ich selbst habe mich an Fällen von
MATUSSEK und an Fällen, die ich selbst in Behandlung genommen habe, von
der heilenden Wirkung psychotherapeutischen Vorgehens bei Schizophrenen
überzeugt. Trotzdem: daß der Schizophrenie-Faktor seiner Entdeckung im
Seelischen harrt, davon bin ich nicht überzeugt.

Die Welt ist heute, was die Beurteilung der Schizophrenie betrifft, in zwei
Lager gespalten. Scheinbar kann man sich nur für das eine oder für das
andere entscheiden. Dementsprechend der verbitterte Ton, den die wissenschaftliche Diskussion in der Psychiatrie angenommen hat. Dementsprechend
auch die Kommentare, wenn der eine oder andere der Generäle von einem
Lager ins andere übergegangen ist. Dementsprechend auch die Leidenschaft-
lichkeit, mit der die Gesinnungen zum Vortrag gebracht werden.

Jedoch, haben sich in der Wissenschaft die Meinungen so zugespitzt, daß
es eine Verständigung über ein Thema scheinbar nicht mehr gibt, so darf
man sicher sein, daß die Überzeugungen auf beiden Seiten an der Wirklichkeit vorbeigehen. Wo und wie aber läßt sich der Frage nach einem Schizophrenie-Faktor näher kommen? Nun, ganz einfach, indem wir uns nicht von
vorneherein wissenschaftlich auf Theorien vom Lebendigen einengen, sondern uns die Augen für die volle Wirklichkeit offen halten. M. a. W.: wir
müssen auch in der Schizophreniefrage davon absehen, von Anfang an und
ausschließlich in den Zusammenhängen von Ursache und Wirkung zu denken. Geht es doch in der Wirklichkeit keineswegs nach diesem Prinzip, dem
sich die Naturwissenschaft des 19. und 20. Jahrhunderts mit betrüblicher
Ausschließlichkeit verschrieben hat!

Sowohl die Somatiker als auch die Psychiker sind in ihrem Fragen nach
dem Phänomen Schizophrenie unter dem Causalprinzip angetreten und
in ihrem Vorgehen bei diesem Prinzip geblieben. In beiden Lagern wird
man stets nur nach den Ur-Sachen gefragt, wenn die Frage nach dem
Schizophrenie-Faktor gestellt wird. In beiden Lagern weht, so sehr man
einander bekämpft, derselbe Wind. Der Unterschied zwischen den streiten-
den Parteien ist nur der, daß die Ur-Sache von den Einen im Materiellen,
von den Anderen im Seelischen gesucht wird. Das jedoch heißt, das Problem
der Schizophrenie auf *technische* Weise lösen zu wollen. Technisch nennen
wir den Bereich, in dem ausschließlich das Causalprinzip Gültigkeit hat.
Daß technisches Vorgehen nicht zulangt, die Aufgaben, die die Wirklichkeit
stellt, zu bewältigen, das ist, auf meist recht schmerzhafte Weise, den Zeitgenossen nahegebracht worden. Allein in der Wissenschaft wollen viele

sich noch nicht zu dieser Einsicht bequemen! Wir sollten die Lehren, die uns das Leben erteilt hat und täglich gibt, endlich auch in der Wissenschaft beherzigen lernen! Es ist nicht ratsam, sich auf dem wissenschaftlichen Weg zum Wirklichen allzu sehr von der vollen Wirklichkeit zu entfernen. Man läuft sonst Gefahr, sich in Vorstellungen und Ideologien zu verlieren. Nicht immer ist es nützlich, wissenschaftliches Vorgehen, das sich mit dem Menschen befaßt, gleich mit einem fertigen Bild vom Menschen zu beginnen.

II

JATZKEWITZ[1] hat sich an unserem Institut als Biochemiker Gedanken über das Schizophrenie-Problem gemacht. Für ihn hat es nahe gelegen, an Vorstellungen anzuknüpfen, von denen aus andere Biochemiker dem Schizophrenie-Faktor näher zu kommen versucht haben. So führt z. B. nach der Theorie von BUSCAINO[2] eine Störung der Bakterienflora im Darm zu einem massenhaften Anfall bestimmter biogener Amine. Diese sollen eine Schädigung der Leber bedingen, die wiederum zu spezifischen Hirnprozessen Anlaß gibt. Da die meisten Psychotika Amincharakter haben, glaubt BUSCAINO, den Schizophrenie-Faktor aus biogenen Aminen der Darmflora herleiten zu müssen.

Da Mescalin zu den biogenen Aminen gehört, hat JATZKEWITZ sich damit näher befaßt. Schon BLOCK[3] hatte nachgewiesen, daß Mescalin zu 0,3 % der Eingabe ins Lebereiweiß und zu 0,15 % ins Gehirn der Maus eingebaut wird. JATZKEWITZ hat nun einen proteinähnlichen Körper entwickelt, in den Mescalin eingebaut werden kann. Ein solcher eiweißähnlicher Körper, zu groß, um von der Niere ohne weiteres ausgeschieden zu werden, hält sich nach den angestellten Untersuchungen bemerkenswert lange im Körper der Maus. Während eine Maus mit der Ausscheidung von 1,7 mg Mescalin in 16 Stunden fertig wird, benötigt dieselbe Maus bei Verabfolgung derselben Menge 17 Tage, wenn das Mescalin an den genannten proteinartigen Körper gebunden ist. Die Mescalinwirkung im Organismus ist mithin auf ein Vielfaches verlängert. Man könnte sich vorstellen, daß auch im menschlichen Organismus Verhältnisse zustande kommen, die eine verlängerte Einwirkung biogener Amine zur Folge haben.

Aus dem JATZKEWITZschen Versuch geht weiter hervor, daß der eiweißähnliche Körper trotz seiner Übergröße nicht *ständig* im Körper verbleibt. Der Organismus verfügt offenbar über Stoffe, die den Proteinkörper angreifen und abbauen können. Hierbei kann es sich nur um Enzyme handeln. Es käme mithin also neben dem protrahierten Wirken eines halluzinogenen Körpers, wenn man einen solchen auch beim Menschen annehmen will,

[1] JATZKEWITZ, H.: Z. Naturforschg. 106, 27, 1955.
[2] BUSCAINO, V. M.: Wien. klin. Wschr. 1934: 208.
[3] BLOCK, W. u. K. BLOCK: Angew. Chem. 64, 166, 1952.

auch auf die Wirkungsweise von Enzymen an. Diesen Gedanken weiter spinnend, hat sich das Interesse der Biochemiker in letzter Zeit auch auf solche enzymatische Vorgänge ausgedehnt.

III

Gibt es einen Schizophrenie-Faktor? Nach dem, was im Vorstehenden gesagt worden ist, mag die Frage womöglich noch befremdlicher erscheinen als zuvor. Alarmieren kann sie aber letztlich nur jene, die sich in der Hoffnung, das Problem der Schizophrenie lösen zu können, ganz auf die Laboratorien verlassen. Sie bringt diejenigen auf, die eine bestimmte Vorstellung vom Wesen des Menschen zu verteidigen haben. Genau besehen sind das allerdings noch sehr viele. Den Biochemiker muß diese Frage nur dann irritieren, wenn er der Auffassung ist, lebendiges Wesen resultiere aus chemischen Umsetzungen und wenn er demnach meint, das Entstehen von Wut, Angst und Sinnestäuschungen könne auf demselben Weg wie die Produktion von Speichel und Schweiß erfaßt werden. Unter solchen materialistischen Voraussetzungen freilich sind die Schwierigkeiten, biochemische Befunde mit der vollen Wirklichkeit in Übereinstimmung zu bringen, unüberwindlich.

Aber nehmen wir nun einmal an, es kreise, wie JATZKEWITZ das bei der Maus nachgewiesen hat, in einem Menschen tage-, ja wochenlang ein an einen übergroßen Eiweißkörper gebundener Stoff, der nachweislich geeignet ist, in kleinen Dosen einem halluzinatorischen Einbruch Vorschub zu leisten. Wäre damit der Schizophrenie-Faktor entdeckt? Sicher nicht. *Was entdeckt wäre, wäre lediglich ein Faktor, unter dessen Einwirkung ein Teil der Menschen vorübergehend halluzinatorische Eindrücke hat.* Aber nicht nur das Zustandekommen von Halluzinationen, sondern auch die Eindrücke selbst sind, wie man aus Versuchen mit Lyserg-Säure weiß, bei verschiedenen Menschen äußerst verschieden. Ja nicht einmal beim selben Menschen sind diese, wie auch von Mescalin-Experimenten her bekannt ist, an verschiedenen Tagen gleich. Mehr noch, von verschiedenen Personen wird das halluzinatorische Widerfahrnis in der verschiedensten Weise verarbeitet. Der eine kommt leicht darüber hinweg, der andere schwer, der dritte gar nicht.

Solche Erfahrungen wurden dort, wo man der Schizophrenie auf technische Weise nachzugehen versuchte, nur wenig in Betracht gezogen. Solange man nämlich das Problem der Geistesstörung technisch zu bewältigen versucht, pflegt man nicht daran zu denken, daß die naturwissenschaftlichen und psychologischen Schwierigkeiten, die man hat, aus dem *besonderen* Grunde des Menschseins kommen könnten! Von Versuchen mit Mescalin weiß man, daß die Halluzinose im allgemeinen im Lauf einiger Stunden abklingt. Man hat sich jedoch wenig darum gekümmert, daß damit die Angelegenheit nicht bei allen Menschen erledigt ist. Die meisten, gewiß, werden mit dem halluzinatorischen Einbruch verhältnismäßig schnell fertig. Das ist jedoch keineswegs in allen Fällen so!

Ich erinnere mich an eine Versuchsperson, eine bedauerlich nüchterne vorwiegend rational eingestellte junge Ärztin, die von den numinosen Erlebnissen, die sie während der Mescalin-Halluzinose gehabt hat, über einen Zeitraum von Jahren so beeindruckt war, daß sie sich jedesmal geweigert hat, darüber zu sprechen. Paul HOCH hat mir von einem Fall Mitteilung gemacht, der auf Mescalin und LSD 25 mit einer psychotischen Episode, die einige Wochen gedauert hat, reagierte. MORSELLI erwähnt einen Mescalin-Selbstversuch, der einen Verfolgungswahn zur Folge hatte, an dem er selbst zwei Monate lang festgehalten hat. Erst nach dieser Zeit sei es ihm gelungen, sich von der wahnhaften Überzeugung zu lösen, von einer bestimmten Person verfolgt zu werden. Aus einer größeren Versuchsreihe, die vor nun etwa 20 Jahren mit Mescalin angestellt worden ist, weiß ich, daß ein Medizinstudent im Zusammenhang mit Mescalin „schizophren" geworden und mindestens eine Zeitlang geblieben ist.

Es wäre, vorausgesetzt, daß der JATZKEWITZsche Modellversuch Verhältnisse wiedergibt, die auch beim Menschen vorkommen, somit zu sagen: Auf einen toxischen Stoff, der Halluzinationen erzeugen kann, reagiert ein *Teil* der Menschen mit einer Halluzinose. Es kommt nicht nur auf den *Stoff*, sondern auch auf den *Menschen* an, wenn er mit einem solchen psychotischen Einbruch fertig werden muß. Kommt es zu länger dauernden oder mehrfachen halluzinatorischen Einwirkungen, so steigt die Wahrscheinlichkeit, daß der Betroffene aus seiner Verrückung nicht wieder zurückfindet. Es erhöht sich damit auch – mit statistischer Wahrscheinlichkeit – die Zahl derjenigen, die mit dem Widerfahrnis nicht fertig werden. In den letzteren Fällen läge dann das vor, was die Psychiatrie eine Persönlichkeitsveränderung genannt hat. Soviel erst einmal an Theorie zu den somato-psychischen Vorgängen, die sich im Zusammenhang mit halluzinogenen Faktoren ergeben.

Was besagt das alles für die Frage, ob es einen Schizophrenie-Faktor gibt? Wenn wir darüber, daß es in Wirklichkeit individuell recht verschiedene Verhaltensweisen auf denselben toxischen Einfluß gibt, nicht hinwegsehen, so besagt dies, daß es „die" Schizophrenie *nicht* gibt. Es gibt nur Menschen, die sogenannte schizophrene Symptome aufweisen. „Die" Schizophrenie ist eine Abstraktion. Zeigen sich bei einem Kranken schizophrene Symptome, kann das mithin nicht *nur* an einem bestimmten Faktor liegen. Wenn GRUHLE[1] erklärt, „es gibt einen Charakter und es gibt eine Psychose, die ihn beeinträchtigt oder zerstört", so ist das nicht nur Simplifikation eines in Wirklichkeit verwickelteren Sachverhalts, sondern die ganze Aussage stimmt nicht. Bei der Suche nach dem Grund abnormer Verhaltensweisen der Menschen darf das *Wesen* der Person nicht außer acht bleiben. Wesen im Sinn des Zeitwortes. Wesen braucht Zeit.

---

[1] GRUHLE, H. W.: Nervenarzt 1947: 73.

IV

Hier nun hören wir den Einwurf der Haarspalterei. Man brauche es, ohne Schaden anzurichten, nicht so genau zu nehmen. Außerdem sei ja der modifizierende Einfluß der Persönlichkeit auf Krankheitsbilder längst schon bekannt. Man habe dafür den Begriff „pathoplastisch" geprägt. Ohne Abstraktionen vorzunehmen und wissenschaftlich mit ihnen zu arbeiten, sei ein Vorankommen in der Medizin gar nicht möglich.

Darauf ist zu antworten, daß es etwas anderes ist, wenn angesichts körperlicher Befunde abstrahiert wird, als wenn das im Hinblick auf abnorme Verhaltensweisen geschieht. Man kann das, was der Person, „der Blinddarmentzündung", fehlt, weitgehend technisch bewältigen. Nebenher gilt es dann noch, „ein guter Doktor" zu sein. Diese hier abstrahierende, dort zupackende Art steht dem Chirurgen wohl an. Im Fall des Psychiaters ist sie peinlich, weil sie verrät, wie wenig sachangemessen sein Vorgehen ist, denn die Abstraktionen der Psychiatrie waren von Anbeginn leer und sind es durchwegs geblieben.

Im Falle der Paralyse zwar hat man der auf der Grundlage psychopathologisch fixierter Befunde vorgenommenen Abstraktion nachträglich somatisch Konkretes zu unterlegen vermocht. Das hat zur Stärkung des Methodenbewußtseins der Psychiater beigetragen. Aber wie das in solchen Fällen manchmal geht: das wissensschaftliche Glück im Fall der organischen Psychosen ist das Unglück der klassischen Psychiatrie geworden. Die Paralyse hat somatischen Boden erreicht. Die Abstraktion Schizophrenie ist ohne rechte Konkretion geblieben. Genau besehen sagt das Wort „Schizophrenie" nicht viel mehr, als daß der Betreffende, auf den man es anwendet, über lange oder kurze Zeit verrückt ist.

Mit dem Begriff Schizophrenie kategorisiert man eine Gruppe sich recht unterschiedlich abnorm verhaltender Menschen – mehr nicht. Man hat sich mehr oder weniger damit zufrieden gegeben, da Begriffe, auch wenn sie vage sind, für den, der sie gebraucht, eine beruhigende Wirkung haben. Dem Kranken hat man jedoch mit dem Abstraktum Schizophrenie nichts genützt. Im Gegenteil, zumeist hat man ihn dadurch beeinträchtigt: man hat ihn zuzeiten auf dieser Grundlage diffamiert, sterilisiert, umgebracht.

Ist es nicht Aufgabe der Psychiatrie, der bisherigen Unbestimmtheit des Begriffes Schizophrenie, deren sich die meisten mehr oder weniger bewußt waren, durch wissenschaftliches Vorgehen einen schärferen und konkreteren Umriß zu geben? Gewiß. Die Vorstellung jedoch, daß dies lediglich durch Feststellungen geschehen könne, dergestalt, daß man eben auf möglichst vielen Gebieten nach Ursachen sucht, ist abwegig und führt an der Möglichkeit vorbei, den Geistesgestörten zu verstehen und schließlich die Geistesstörung von Grund auf begreifen zu können. Trennen wir uns daher erst einmal von dem vielversprechenden, aber immer noch nicht vielsagenden Begriff der Schizophrenie! In der Gegenwart, wo man vielfach bezweifelt, daß der Begriff Schizophrenie Einheitliches umfasse, sollte das nicht besonders schwer fallen. Ersetzen wir ihn zunächst einmal wieder durch das Wort „Verrücktheit".

Wie ist es möglich, den Inhalt dieses vagen Begriffs zu verdichten? – Auf technische, lediglich Ursache und Wirkung berücksichtigende Weise gewiß nicht. Verrücktheit ist nicht einfach eine Betriebsstörung! Es ist zwar durchaus denkbar und durch Erfahrung zu belegen, daß abgrenzbare Faktoren sowohl somatischer wie seelischer Art beim Zustandekommen einer Verrücktheit eine Rolle spielen *können*. Solche Besonderheiten auszumachen und zu präzisieren ist Sache wissenschaftlicher Spezialisten, zu denen allerdings nicht nur Chemiker und Physiker, sondern auch die Psychologen und Psychopathologen gehören. Wir selbst jedoch sollten als Psychiater deshalb nicht gleich in den Fehler verfallen, den Spezialisten das *ganze* Problem, das das Wesen der Verrücktheit aufgibt, zur Lösung zu überantworten. Andererseits ist es notwendig, sich dagegen zu verwahren, wenn Spezialisten uns vorspiegeln, sie allein oder auch sie mit anderen zusammen seien bei genügend Zeit- und Geldaufwand wohl in der Lage, den Grund der Verrücktheit entdecken zu können.

Das Wesen der Verrücktheit ist technisch nicht zu bewältigen. Gehört doch die Möglichkeit, verrückt werden zu können und verrückt zu bleiben, zu den Eigentümlichkeiten des Menschen. Das Wesen der Verrücktheit liegt im Entwurf des Menschlichen begründet. Genauer gesagt darin, daß der Mensch ein Wesen *ist*, das bei den Dingen und Mitmenschen *sein*, *in* den Dingen aufgehen kann. Mit diesem Aufgehen *in* gewinnt der Mensch andererseits auch größeren Abstand *von* den Gegebenheiten. Was gegeben ist, kann dem Menschen infolge dieses Distanzierungsvermögens, in welchem er die Möglichkeit hat, zu sich selbst zu finden, nun durchsichtiger werden. Er gewinnt, weil er in der erwähnten Art Mensch ist, in vertieftem Maße Wesens- und Seinsverständnis. Das ist das Große am Entwurf des Daseins! –

Die Gefahren und Schattenseiten liegen daneben. Die Gefahr jenes Entwurfs, der es erlaubt, sich weiter vom Gegebenen zu distanzieren und sich, kraft allzu innigen Aufgehens in den Dingen, aus seiner Welt herauszurücken, ist die, daß der eine oder andere dabei die Welt verliert. Gefahr ist, daß ein Mensch, aus menschlichen Gründen verrückt geworden, in der Verrückung verharrt und aus eigener Kraft nicht mehr zurückfinden kann.

Wir alle sind schon außer uns vor Freude, verrückt vor Liebe, verrannt aus Abneigung gewesen. Solche Zustände sind etwas Äußerstes, haben aber auch immer etwas Bedenkliches. Bedenklich, weil sie Anlaß werden können, daß der eine oder andere sich nicht wieder ein-holt, sich nicht wieder fängt, nicht mehr zu ordentlichen Weltbezügen zurückfindet. Mescalin und anderes hat bewirkt, daß Versuchspersonen ganz und gar in den faszinierend-andersartigen Dingen aufgegangen sind und sich für eine Zeitlang in ihnen verloren haben. Sich verlieren heißt, im sinnvollen Bezug zur Welt gestört sein. Steht, wie der Sprachgebrauch richtig sagt, der Verrückte nicht schief zur Welt?!

Dies läßt sich allerdings nur begreifen, wenn man das Wesen des Menschen bedenkt; nicht aber, wenn man Ursache und Wirkung bei seinem wissenschaftlichen Vorgehen allein gelten lassen will.

Gibt es also einen Schizophrenie-Faktor? In dem Sinn, wie das Problem von der klassischen Psychiatrie angefaßt worden ist, gibt es ihn nicht. Auch mehrere Faktoren zusammengenommen machen nicht das, was man bisher eine Schizophrenie genannt hat, aus. *Faktorensuche und -analyse ist zwar ein manchmal aufschlußreiches, nie jedoch ein zureichendes Mittel, den Geistesstörungen auf den Grund zu kommen.* Wir sollten die Fragen der Geistesstörung nicht ausschließlich experimentell zu lösen versuchen, sondern das Wesen des Verrücktseins besser bedenken.

V

Was nützen jedoch solche Überlegungen? Wohin führen sie die psychiatrische Forschung? – Sie bedeuten zunächst einmal eine Einschränkung der Hoffnungen und Versprechungen psychiatrischer Spezialisten. Sie befreien jedoch auch die Fachleute davon, eine Aufgabe lösen zu müssen, die sie methodisch nicht lösen können, weil sie auf einer anderen Ebene ihrer Lösung harrt. Wohl aber zeigt sich nun die Möglichkeit, spezielle technische Fragestellungen im Zusammengehen mit dem Kliniker von neuem zu präzisieren. Man wird auf diese Weise künftighin genauer und wahrscheinlich auch erfolgreicher auf dem Gebiet der Psychiatrie arbeiten können.

Vielleicht spielen Umstimmungen aus Anlaß des Einwirkens gewisser biogener Amine beim Zustandekommen psychischer Ausnahmezustände des Menschen wirklich eine Rolle. Vielleicht werden Hemmungen auch enzymatischer Vorgänge Anlaß, daß es bei dem und jenem zur Entwicklung abnormer Beziehungen zu Dingen und Mitmenschen kommt. Es ist durchaus der Mühe wert, daß der Biochemiker das von Fall zu Fall, allerdings im engen Kontakt mit dem Kliniker, untersucht. Dem Kliniker fällt dabei die Aufgabe zu, den Biochemiker ohne viel Rücksicht auf die bisherige Einteilung an verdächtige Fälle heranzuführen. Dagegen hat es, wie mir scheint, wenig Sinn, wenn Biochemiker, Histopathologen oder gar Genealogen versuchen, dem Grund hebephrenen oder verschiedenen katatonen Verhaltens oder gar den Ursachen von Wahnbildungen beikommen zu wollen. Die Konsequenz aus den hier vorgetragenen Überlegungen könnte den Fachleuten Zeit und Mühe sparen.

Für den Kliniker jedoch klärt sich mehr als nur die Frage der Zuständigkeit naturwissenschaftlichen Vorgehens. Er sieht sich mit neuen Aufgaben und neuen Methoden betraut. Seine Aufgaben beschränken sich nun nicht mehr darauf, den Anfall der Symptome bei Geistesstörungen immer wieder neu zu ordnen in der Hoffnung, auf diese Weise zu besser fundierten Krankheitseinheiten kommen zu können. Vordringlich wird für ihn vielmehr, daß er das Wesen des normalen und abnormen Menschen mit neuen Augen anschauen lernt. Er muß, mehr als ihm das Vorgehen mit Hilfe von Vorstellungen erlaubt hat, bei der „Sache", bei der vollen Wirklichkeit bleiben. Am Lebensweg und am Verhalten einzelner Abnormer muß er versuchen, zur Klarheit über deren Wesen zu kommen. Es muß gezeigt werden, wer der Mensch *ist*. Das nun ist naturwissenschaftlich, biologisch, psychologisch nicht möglich, sondern nur auf den Wegen einer geisteswissenschaftlich orientierten Psychiatrie, die vor allem eine ontologisch fundierte Daseinsanalyse sein wird.

Solche Überlegungen zeigen aber auch das Überflüssige, ja Sinnlose des Streits zwischen den Lagern der Somatiker und Psychiker. Der Streit um die Felder, in denen der vermeintliche Schizophrenie-Faktor zu suchen sein soll, ist entstanden, nachdem hier Körper, dort Seele einseitig abstrahiert und absolut gesetzt worden sind. Hat man erst einmal den Fehler, der hier gemacht worden ist, erkannt, werden alsbald auch Kräfte frei für ein fruchtbareres Arbeiten im Umgang mit Geistesgestörten. Diese selbst, obgleich sie geistesgestört sind, werden schließlich dem Arzt helfen, sie zu verstehen. Die Psychiatrie braucht sich nicht mehr auf die Unverstehbarkeit psychotischen Verhaltens zurückziehen. Dabei verbleibt durchaus die Möglichkeit, die schädliche Rolle gewisser körperlicher oder seelischer Gegebenheiten beim Zustandekommen einer Verrücktheit im einzelnen Fall zu berücksichtigen und abzuklären. Die Lösung des Problems der Schizophrenie aber kann jetzt nur von einer das Wesen des Geistesgestörten bedenkenden Analyse erwartet werden.

Zum daseinsgemäßen Verständnis eines Falles von Verrücktheit

I

Daseinsanalytisches Vorgehen

Im Vorhergehenden ist gezeigt worden, warum der von der klassischen Psychiatrie versuchte Weg, die „schizophrenen" Formen der Geistesstörung ätiologisch als Krankheitseinheit in den Griff zu bekommen, nicht zum Ziel führen kann. Nun muß der Versuch gemacht werden, dem Wesen der Verrücktheit auf andere Weise, als das bisher geschehen ist, beizukommen. Es geht um eine Auflösung der „Schizophrenie", die von neuen Einsichten gefolgt sein muß. Die Auflösung erzwingen zu wollen, indem man den Begriff bloß kritisiert, um ihn schließlich durch einen neuen zu ersetzen, verlohnte die Druckerschwärze nicht.

BLEULER hat die Schizophrenie einstmals darauf gegründet, daß er die richtig gesehene Ambivalenz zum Ausgangspunkt einer Psychologie des Verrücktseins genommen hat. Zugleich aber hat er sich durch das Optieren für die Psychologie der Möglichkeit begeben, in das wahre Wesen der „Schizophrenie" tiefer einzudringen. Die Auflösung dieses inzwischen fragwürdig gewordenen Begriffs kann nur gelingen, wenn das, was die begriffliche psychopathologische Kennzeichnung verstellt, von neuem auf seinen Gehalt untersucht wird. Fängt man das sachangemessen an, wird man, wie ich hoffe zeigen zu können, zu Einsichten in das Wesen der Verrücktheit kommen, auf die der Arzt sich mehr als auf den bisherigen Schizophreniebegriff verlassen und auf die er bei seinem diagnostischen Vorgehen dann auch psychotherapeutisch zurückgreifen kann.

Freilich mußte dazu erst einmal vor Augen geführt werden, daß das, was „Schizophrenie" nosologisch meint, ganz verschiedene Weisen des Verrücktseins umfaßt. Auch mußte klar gemacht werden, daß es mit all den verschiedenen theoretischen Ursachen, aus denen die „schizophrenen" Geistesstörungen zu begreifen die klassische Psychiatrie versucht hat, ebensowenig stimmt, wie mit dem KRAEPELINschen Gedanken, gleiche Verläufe ließen in der Psychiatrie auf gleiche Ursachen schließen. Erst nach diesen Feststellungen ist es möglich, zu einem tieferen Verständnis der Geistesstörungen vorzudringen. Nun erst sind wir in der Lage, die Hemmung, mit welcher der Begriff der Schizophrenie das Erkennen vorübergehend versehen hat, zum Nutzen für das ärztliche Vorgehen zu überwinden.

Wollen wir das Wesen „schizophrener" Geistesstörungen an einem Pat. aufzeigen, so muß sein Fall zunächst dem entsprechen, was symptomatologisch die Forderungen einer Schizophrenie im klassischen Sinn erfüllt. Zum anderen ist darauf zu sehen, ob er sich für die phänomenologisch-daseinsanalytische Betrachtungsweise besonders eignet. Soll doch klar werden, wie man das Wesentliche psychischer Abnormitäten durch eine neue Methode zu begreifen vermag.

Was nun die daseinsanalytische Durchleuchtung des Menschen und seiner Weltbezüge betrifft, so hat sie bereits Ergebnisse erbracht, die für die Psychiatrie von großer Bedeutung sind (BINSWANGER, BOSS, R. KUHN). Ohne in dieser Richtung fortzufahren, gelänge ein Beitrag zu einer geisteswissenschaftlich fundierten Lehre von den Geistesstörungen nicht. Andeutungsweise ist schon zum Ausdruck gebracht worden, was gemeint ist, wenn wir im Sinne der Daseinsanalyse vom Wesen des Menschen gesprochen haben. Es wurde gesagt, der Mensch sei ein Wesen, das im Mitsein aufgehen, sich an die Dinge verlieren könne. Aus diesem Grund aber vermag er sich, wie wir zeigen wollen, auch ganz vom Vorhandenen zu distanzieren. Dem ist hinzuzufügen, daß es Aufgabe des Menschen sei, das Wesen von Menschen und Dingen zu hüten. Dies, nachdem er ihrem Wesen dadurch zum Dasein verholfen hat, daß er ganz in dem sich ihm Eröffnenden aufgegangen ist. Ein jeder hat sein Dasein in solchem verantwortlichen Behüten auszutragen. M. a. W.: Der Mensch muß dem, was wesenhaft durch ihn zum Da gekommen ist, und im Da-sein nun währt, besorgenden Dienst für das Währen leisten. „Der Mensch ist der Hirte des Seins." Die Erkenntnis, die in diesem Satz HEIDEGGERS auf eine knappe Formel gebracht worden ist, vermittelt wichtige Einsichten.

HEIDEGGERS Denkarbeit für die Psychiatrie, die Medizin, die Anthropologie, die Wissenschaft überhaupt, ist deshalb von so großer Bedeutung, weil nach langer Zeit erneut die Frage nach dem Seins-Sinn menschlichen Daseins gestellt worden ist. Dies, ohne sich von Anfang an idealistisch auf Vorstellungen moralischer, teleologischer oder anderer Art einzulassen. Statt dessen ist das Wesen dessen, was *ist*, gründlicher als bisher bedacht und zur Sprache gebracht worden. Diesen Sinn menschlichen Lebens müssen wir, die wir uns von neuem an die Durchleuchtung der Geistesstörungen heranmachen, auch bei unserem Vorgehen im Auge behalten. Er wird unmittelbar aus dem Wesen der Geistesstörung seine Bestätigung finden. Das Wesen der Geistesstörung wird sich als Unwesen erweisen. Es muß gezeigt werden, daß der Grund des Verrücktseins aus dem unsinnigen Verhältnis zu dem kommt, was in Wahrheit und Wirklichkeit *ist*. Nur weil es dem Denken des 19. Jahrhunderts fern gelegen hat, den seinsbezogenen Sinn des menschlichen Daseins sich vor Augen zu halten, ist man in der Medizin auf den Gedanken gekommen, das Problem der Geistesstörung technisch lösen zu wollen. Dazu hat es gewisser Vor-Stellungen bedurft. Nachdem jedoch die Beobachtungen in vielem mit den Vorstellungen nicht in Übereinstimmung zu bringen waren, mußten wir uns darüber klar werden, warum die technisch-gegenständliche Bewältigung des Wesens der Geistesstörungen bei allem Nutzen, den sie erbrachte, mißlingt.

II

Der Fall H. Liebe

Der Fall: Er ist in Universitätskliniken als Schizophrenie diagnostiziert worden. Die Symptome, die er bietet, rechtfertigen nach den Einteilungen der klassischen Psychiatrie diese Diagnose durchaus. Er wäre unter die Hebephrenien zu rechnen. Ob seines Beginns im jugendlichen Alter, seiner charakteristischen Störungen in der Affektivität, im Denken, in den höchsten Willensfunktionen, ob seines Mangels an Ernsthaftigkeit, seines läppischen Gehabens, des schleichend progredienten Verlaufs ohne eigentliche halluzinatorische Episode und der Versandung in einer Anstalt könnte er als typischer Fall in einem psychiatrischen Lehrbuch stehen.

H. Liebe wirkte bei seiner Aufnahme jünger als seinen 26 Jahren entsprach. Grund der Einlieferung durch die Funkstreife war, daß er an diesem
wie an zwei vorhergehenden Tagen gegen den Willen der Inhaber in eine
Pension eingedrungen war, um sich stundenlang vor dem Zimmer einer ihm
seit einem halben Jahr bekannten jungen Dame, mit der er sich verlobt
glaubte, aufzuhalten. Er mußte unter Anwendung polizeilicher Gewalt entfernt werden.

Auch in der Klinik setzte er seinen Widerstand und seine Protesthaltung
zuerst fort, indem er darauf hinwies, seinen Fall wohl strafrechtlich, nicht
aber psychiatrisch geklärt wissen zu wollen. Uneinsichtig, weitgehend gesperrt, bald aggressiv, bald abweisend – so bezeichnet das Krankenblatt in
den ersten Tagen sein Verhalten.

Als Sohn eines angesehenen Baumeisters ist er mit Sorgfalt erzogen worden. Von klein auf war er jedoch ein schwieriges Kind. Vor allem hatte er
einen ausgeprägten Hang, sich in Gegenwart Fremder mit Clownerien unerträglich hervorzutun. Immer schon hat er besonders viel gelten wollen, hat
aber andererseits auch immer schon zur Bequemlichkeit geneigt und war
daher nur schlecht zum Arbeiten zu bewegen. Er erwies sich dabei als unkonzentriert und unstet. Dies alles bei guten intellektuellen Anlagen, die
es ihm ermöglichten, trotz seiner Bequemlichkeit 1948 das Abitur zu machen.
Früh sind seine Sensibilität für Kunstwerte, sein subtiler Farbensinn, seine
Musikalität aufgefallen. In Rom war er mit elf Jahren vor den Bildern
Michelangelos in eine Art Rausch verfallen. „Er tanzte förmlich." Auf der
Geige vermochte er damals schon erstaunlich gut zu improvisieren. Die
Violinstunden dagegen endeten regelmäßig mit Geheul, weil es ihm nicht
gelang sich zusammenzunehmen. Sollte er mit seiner Schwester Musik
machen, verpatzte er meist, schließlich wütend, alles.

Ein weiterer hervorstechender Zug war von jeher sein Selbstgefühl. Schon
in einer unteren Klasse des Gymnasiums hat er sich beim Rektor über eine
vom Lehrer erteilte Rüge beschwert. Im Heranwachsen hat sich dieses Selbstgefühl immer ausgeprägter gezeigt. Er hat immer weniger Tadel und Kritik
vertragen können. Der Vater, der vielen Auseinandersetzungen müde, hat
ihn schließlich in ein Internat, und weil es dort ob seiner Eigenwilligkeiten
nicht ging, in ein zweites gegeben. An allem hatte H. L. etwas auszusetzen,
alles wollte er besser wissen. Kam er nicht durch, brach er das Gespräch
kurz ab und warf die Tür hinter sich zu.

Wegen der vielen Zusammenstöße hat er sich mit der Zeit die väterliche
Zuneigung verscherzt. Die weiterhin anhaltende mütterliche Liebe lohnte
er wenig. Er half der in den Nachkriegsjahren sich mühenden Mutter so gut
wie gar nicht. Er konnte an ihr grußlos vorbeirennen, wenn sie schwerbepackt daherkam. An ihrer Kleidung, ihrem Äußeren, ihrem Reden hatte
er immer etwas auszusetzen. Späterhin ist er als Studierender und schließlich
als Architektur-Eleve immer intellektualistischer, immer hochtrabender und
anmaßender geworden. Jeder könne, wie er meinte, nur in den Ordnungen

bauen, die ihm gemäß seien. Er selbst glaubte befähigt zu sein, zu den höchsten Ordnungen „erkenntnismäßig" vorgedrungen zu sein. Durch Anmaßung verdarb er es schließlich auch mit seinem Chef, in dessen Architekturbüro er wegen seiner Intelligenz und zeichnerischen Begabung zuerst gute Aussichten hatte. Trotzdem war er überzeugt, von diesem als Teilhaber und schließlich als Nachfolger ausersehen zu sein.

Im Frühjahr 1953 hat H. L., der sich bis dahin kaum ernstlich um Mädchen gekümmert hatte, die Bekanntschaft einer jungen Dame gemacht. Auf dem Nachhauseweg von einer Tanzerei hat sie sich einmal von ihm küssen lassen. Als sie im Sommer 1953 einige Monate in England war, erhielt sie von L. dicke Briefe, die sie, als sie sich mehrten, schließlich uneröffnet wieder hat zurückgehen lassen. Nach ihrer Rückkehr aus England hat L. begonnen, ihr nachzustellen mit der Begründung, er habe während ihrer Abwesenheit eines Tages erkannt, daß er sie ernstlich liebe und daß sie diese Neigung erwidere. Da sei es ihm wie Schuppen von den Augen gefallen. Es hat darüber zwischen beiden lange Auseinandersetzungen gegeben. Im Verlauf dieser hat das Mädchen sich immer mehr von L. zurückgezogen und ihm schließlich immer deutlicher seinen Unwillen zu erkennen gegeben. Sie hat damit jedoch keinen Erfolg gehabt, da L. dazu neigte, auch die geringste ihrer Gesten in seinem Sinn umzudeuten. Aus den von anderen mitgebrachten Aufmerksamkeiten bei einer Teegesellschaft schloß L. zum Beispiel, daß man dabei sei, seine Verlobung mit Fräulein A. zu feiern. Von seiner Mutter erwartete er, daß es ihr gelingen werde, das Mädchen ihrer Abneigung zum Trotz doch zu einer Heirat zu überreden. Schließlich ist L. mit Telefonanrufen, Besuchen, unerbetenen Begleitungen und Geschenken immer lästiger gefallen, so daß man sich von seiten des Mädchens entschloß, die Hilfe der Polizei in Anspruch zu nehmen. Nach einer dritten Entfernung aus den Gängen der Pension ist L. schließlich unter Anwendung von Gewalt in die Klinik gebracht worden.

Dem jungen Mädchen war am Verhalten des L. aufgefallen, daß er sich bei Aussprachen mit ihr gar nicht im Sinn eines Verliebten verhalten hat. Nie hat er eine körperliche Annäherung versucht, sondern sich immer nur auf die Diskussion ihrer Liebe beschränkt, wobei er das Mädchen stundenlang, in ihrem Zimmer auf einem Stuhl sitzend, vergeblich zu überzeugen versucht hat. Sie vermißte bei seinen Äußerungen echte Gefühlsregungen und fand auf ihre Einwendungen hin nur Halsstarrigkeit.

Der Verlauf kann typisch genannt werden. Nach dem Abklingen der gesperrten Phase in der Klinik zeigte sich L. einem psychotherapeutischen Gespräch insofern zugänglich, als er bereit war, die Frage, ob Fräulein A. ihn liebe, zu diskutieren. Gelegentlich gelang ihm sogar die Distanzierung von seinem Liebeswahn soweit, daß er erklärte, er habe sich durchgerungen, von seinem Glauben an die Gegenliebe des Fräulein A. Abstand zu nehmen, nachdem er alles, was von deren Seite ihm angetan worden sei, bedacht habe.

Solche Einsichten hielten jedoch immer nur ein paar Tage vor. Bald schon war er wieder beim Abfassen überspannter Briefe an Fräulein A. „Ich fühle ständig, daß Du in der Nähe bist, und ich zerreiße ständig tausende von Fäden, um sofort wieder neue um mich geschlungen zu fühlen." Dies bei einem Verhalten, das nicht den Eindruck eines von Liebe und Sehnsucht verzehrten Menschen machte. L. zeigte vielmehr meist ein freundlich überlegenes Lächeln mit einem Stich ins Ironische, ein Verhalten, das im Krankenblatt unvermeidlich als „läppisch" bezeichnet worden ist.

Mit den hinter ihm liegenden Widerfahrnissen sich auseinanderzusetzen war L. nur wenig geneigt. Bald gab er sich auf sich zurückgezogen und beschäftigte sich mit Zeichnen, bald entfaltete er eine aufdringliche Hilfsbereitschaft. Dabei abgewiesen, brach er einmal in Tränen aus. Von seiner beruflichen Zukunft sprach er stets in den Tönen des höchsten Selbstvertrauens. „Wenn ich in meiner künstlerischen Auffassung nicht anerkannt werde, gehe ich lieber zugrunde."

Die Abreise von Fräulein A. nach den U.S.A. hieß uns den Versuch machen, L. nach einem Klinikaufenthalt von zehn Wochen zu entlassen. Die Ankündigung berührte ihn nicht sonderlich. Er verließ, obgleich ihm die Entlassung schon am Samstag angeboten war, erst am Montag die Klinik. An die Abreise seiner „Braut" wollte er nicht glauben. Bald erschien er bei deren Eltern, belästigte sie, wollte sich auch auf energische Vorstellungen hin nicht entfernen, pumpte sie an, machte einen heruntergekommenen Eindruck und lungerte, trotz seiner Versicherung, nun ein anderes Mädchen zu haben, tagelang vor dem Haus herum. Seine Stellung hat er gekündigt; statt dessen hat er von einem großen privaten Bauprojekt gefaselt.

Es wurde nun seine Entmündigung eingeleitet und L. für einige Zeit in die Würzburger Nervenklinik verbracht. Von dort entlassen reiste er ziellos herum, angeblich um Stellung zu suchen, wobei er unnötig viel Geld verbrauchte. Drei Monate war er bei einem Stadtbauamt, 14 Tage bei einem Universitäts-Bauamt, zwei Tage bei einem freien Architekten tätig. Dort ist er entlassen worden, da er die Aufgabe, Detailzeichnungen für einen Passage-Umbau anzufertigen, damit beantwortet hatte, er habe einen ganz neuen Entwurf gemacht – dies, ohne sich im geringsten um die Besitzverhältnisse auf den Nachbargrundstücken zu kümmern. Seinen Liebeswahn erweiterte er durch paranoische Ideen. Von den Eltern des Fräulein A. behauptete er, sie verhinderten durch einen gekauften Mann sein berufliches Fortkommen. Auch von seinen eigenen Eltern behauptete er, sie seien gekauft.

Da er beim traumverlorenen Überqueren der Fahrbahn mehrfach beinahe überfahren worden wäre, nicht mehr genügend Nahrung zu sich nahm, sich schließlich meist im Bett aufhielt, trotz erträglicher Außentemperatur stark einheizte und mit seinen Eltern überhaupt nicht mehr auskam, wurde er schließlich in eine Anstalt verbracht. Dort habe ich ihn im Herbst 1955 aufgesucht. Er zeigte sich zuerst über meinen Besuch erfreut, kühlte jedoch

bald ab, zum Teil vielleicht, weil ich mir Notizen gemacht habe. Trotz seines
ordentlichen, ja gepflegten Äußeren machte er einen dünnblütigen Eindruck.
Was Fräulein A. mache, wisse er nicht, es kümmere ihn auch nicht. Daß sie
sein Schicksal gewesen sei, daran habe er gar nicht mehr gedacht. (Ob er sie
jetzt noch heiraten würde?) Er kenne sie ja nur viel zu flüchtig. (Sein ganzes
Leben sei doch durch sie umgekrempelt worden?) „Mein Leben? – Das
glaube ich nicht. Das ist doch alles schon ewig her.“

Von der Anstalt wird über seine Interesselosigkeit und seine geringe
affektive Beteiligung geklagt. Er habe zwar noch zweimal Briefe mit Hei-
ratsanträgen an Fräulein A. geschrieben. Hinter seinen Wünschen und
Wollen stehe jedoch keine Kraft. Selbst von einigen psychopathisch aggres-
siven Mädchen hätte er bei einem Anstaltsfest nicht aus sich heraus gebracht
werden können. Gelegentlich sei er etwas aktiver, was sich dann in Protesten
gegen seine Anstaltsunterbringung, die auf arrogant-hochnäsige Art vorge-
bracht werden, äußere. Für eine stetige Beschäftigung sei er in keiner Weise zu
gewinnen. Bei der Feldarbeit verdrücke er sich gern in eine Bodenfurche,
um vor sich hinzudösen. Hinter der „hebephrenen“ Fassade vermuten die
Ärzte jedoch trotzdem noch „starke intrapsychische Spannungen“.

III

Das Bedrohliche in der Liebesentfaltung —
geisteswissenschaftlich gesehen

Soweit der Fall Liebe. Er ist allenthalben als Jugendirresein, als hebe-
phrene Verlaufsform eines Liebeswahns klassifiziert worden. Prognostisch
ist er mit Recht als ungünstig zu bezeichnen.

Ist aber seine Problematik zu bewältigen, indem man den Ursachen der
vorliegenden Geistes-„Krankheit“, die man psychopathologisch umrissen
hat, mit Hilfe verschiedener naturwissenschaftlicher Methoden nachspürt?
Kommt es dann nicht wieder dahin, am Ende über das Rätsel „endogene
Psychosen“ die Achsel zu zucken und sich in metaphysischen Auslassungen
über die Psychiatrie zu gefallen? Ist man der Wirklichkeit nicht näher, wenn
man sich gesteht, daß Beweise für eine Geistes-„Krankheit“ in diesen und
ähnlichen Fällen nicht vorliegen? Ist es nicht wichtig, sich klar zu machen,
daß mit der Bezeichnung „endogene Psychose“ so viele vorwissenschaftliche
Überzeugungen unterstellt werden, daß der einzelne Fall gar nicht mehr
unbefangen betrachtet und daher auch nicht verstanden werden kann? Hatte
die Mutter des Unseligen nicht recht, sich gegen das Wort „Schizophrenie“
– sofern es eine Diagnose und nicht einfach eine Bezeichnung meint – zur
Wehr zu setzen?

Erst wenn wir Fälle wie diesen nicht alsbald als Geistes-„Krankheit“,
sondern erst einmal als Geistesstörung betrachten, wenn wir uns nicht gleich

an die Fragen, die die Geistesstörung aufwirft, im Sinn eines Causal-Zusammenhangs, des vertrauten Ätiologieschemas, heranmachen, erst dann können wir ihr gerecht werden, erst dann ihrem Wesen näher kommen. Die Fälle nicht gleich als Geisteskrankheit behandeln heißt nämlich, sich mit der Frage, was Geistes-Störung überhaupt *ist,* auseinandersetzen. Dem, der sich auch als Fachmann wenigstens einen Rest unbefangenen Urteils bewahrt hat, leuchtet über kurz oder lang dann ein, daß es auch andere als bloß krankhafte, d. h. somatische Bedingungen gibt, die am Zustandekommen einer Geistesstörung mitwirken.

Müller-Suur [1] hat dies auf die Formel eines Faktors X gebracht, der metaphysisch Unauflösliches bezeichnen soll. Unser Fragen nach dem Wesen der Geistesstörung soll dagegen einsehbar machen, wie es mit dem Geistesgestörten in Wirklichkeit bestellt ist. Der vermeintliche Faktor „X" wird sich dabei als eine Koketterie mit dem Geheimnis erweisen, bei der man, statt auf das „U" zu sehen, sich auf ein „X" eingelassen hat. Sich die Frage nach dem Wesen und der Sinnwidrigkeit der Geistesstörung stellen, gibt uns wieder die Freiheit, Fälle wie den vorliegenden anthropologisch, daseinsanalytisch anzugehen.

Viel zutreffend Richtiges ist in Fällen von Liebeswahn bisher wissenschaftlich nicht festgestellt worden. Was hat sich im Fall L. in Wahrheit abgespielt? – Wie jeder junge Mensch hat L. eines Tages die verwandelnde Macht der Liebe erfahren. Wie jeder war er eine Zeitlang verrückt vor Liebe, außer sich in der Hoffnung, wiedergeliebt zu werden. Dabei hat sich sein Horizont erweitert. Es haben sich für ihn ganz neue Dinge, neue Gesichtspunkte, neue Einsichten und Möglichkeiten, neue Wahrheiten herausgestellt. Durch solche vorübergehende Offenheit hat sich mit ihm etwas ereignet, was nur dem Menschen zuteil werden kann. Zu einer Ausnahme ist unser Fall nur darin geworden, daß das Außerordentliche, in das uns Liebe immer führt, bei ihm sich höchst verhängnisvoll ausgewirkt hat. L. hat aus der Horizonterweiterung, die Liebe dem Menschen beschert, nicht mehr in die Nähe zurückgefunden. Schon seine erste große Liebeserfahrung ist ihm so zum tragischen Schicksal geworden.

Das Verfallen in Verlorenheit, Hoffnungslosigkeit, Leere, Ausweglosigkeit nach ursprünglich ekstatischem Offensein aus Liebe ist von Dichtern oftmals zum Thema wesentlicher Aussagen über das Menschsein gemacht worden. Im Kreis der naturwissenschaftlichen Psychiatrie allerdings ist man nicht sonderlich geneigt gewesen, solche Aussagen ernst zu nehmen. Insbesondere hat man davon abgesehen, dergleichen zur Grundlage für das Begreifen des sogenannten schizophrenen Liebeswahns zu machen. Dies einerseits, weil naturwissenschaftliche Vorurteile die Ärzte der letzten hundert Jahre daran gehindert haben, sich mit der Fülle der Wirklichkeit auseinanderzusetzen; andererseits aber auch, weil der Dichter dem Wissenschaft-

---

[1] Müller-Suur, H.: Arch. Psych. Neurol. **193,** 11, 1955.

ler nur selten verwertbare Aufschlüsse über das Wesen der Liebesverrücktheit an die Hand gab.

Das Grundlegende im Vorgang des Versandens bei einem aus Liebe Verrückten und verrückt Gebliebenen ist nämlich so lange nicht zu erkennen,
solange der einzelne Fall bloß psychologisch durchleuchtet und ausgelegt
wird. Erst wenn man in der Lage ist, sein Un-Wesen über das Individuelle
hinaus in Beziehung zu dem zu setzen, was ursprünglich menschliches Wesen
ist, können Fälle wie H. L. von Grund auf verstanden und damit auch
therapeutisch angegangen werden.

IV

Verfall im Verfallen

Es wurde der Mensch oben schon als ein Wesen charakterisiert, das wesentlich in den Mitmenschen aufgehen und bei den Dingen sein kann. Mit größter Deutlichkeit erweist sich dieses besondere Seinkönnen nun in der Zweisamkeit Liebender, im Ineinander-Hineinblicken und Zueinander-Hinübergehen zweier Menschen, die füreinander offen sind. In solchem Aufgehen-in
wird das Alltägliche überwunden. Das bis dahin vielleicht verschüttete
Innere beginnt zu strömen. Ein innerer Reichtum entwickelt sich. Es gelingt,
tiefe Dinge zu sagen; Worte werden gefunden, die überraschen; Gedanken
kommen an, treffen, dringen ins Herz, weit über den Alltag hinausreichend.
So entfaltet sich das Wesen des einen im Aufgehen im Wesen des anderen.
Damit aber wird auch die Welt des liebenden Paares verwandelt [1].

Durch das Aufgehen-in tritt der Mensch aus der Welt, in der er
bisher gewohnt hat, heraus. Daß aus solchem Grund der Mensch sich von
dem Sich-Erweisenden zu distanzieren vermag, läßt sich ebenfalls am
Beispiel Liebender und insbesondere auch an unserem unseligen L. zeigen.
In der Befreiung zu sich selbst beim Aufgehen-in, in der Wesensentfaltung
dessen, der sich einem anderen Wesen eröffnet, stellt sich Neues, Überraschendes, Fesselndes, Interessantes, Wichtiges heraus. Innerhalb des bisherigen Horizonts erscheint Neues. Auch zu diesem jedoch muß sich der
Betreffende verhalten, sei es, daß er sich ihm eröffnet oder verschließt. Die
Bedingungen gleichen prinzipiell jenen, die ursprünglich schon dazu geführt
haben, im Kontaktnehmen einerseits, im Abstandgewinnen andererseits an
der Bereicherung und Verlebendigung des Wirklichen teilzuhaben. Im besonderen jedoch kommt es bei der Aufgabe, sich aufs neue zu verhalten,
nun nicht nur darauf an, sich im Kontaktnehmen weiterhin offen zu halten,
das am Horizont neu Erscheinende muß sich dem Entgegenkommenden auch

---

[1] Siehe dazu I. B. Lotz: „Von der Einsamkeit des Menschen", Frankfurt 1955,
S. 98.

gewähren. Das ist nicht immer der Fall. Meist wird dem neu sich Zeigenden erst einmal die Haltung des Gegenüber eingenommen, und in vielen Fällen pflegt der Mensch gegenüber dem, was sich im ursprünglichen Kontaktnehmen neu herausgestellt hat, beobachtend zu verharren. Insbesondere der neuzeitliche, zum Objektivieren erzogene Mensch neigt dazu, sich ganz und gar auf die Haltung des Gegenüber einzustellen.

In der Haltung des Gegenüber nun trachtet der Objektivierende danach, so wenig wie möglich mit von der Partie zu sein. Es geht ihm darum, die größtmögliche Distanz vom Erschienenen einzuhalten. Im Vorgang dieses Sichzurückziehens-von wird erfahrungsgemäß die Oberfläche, das Äußere des Vorhandenen ganz besonders deutlich. Die lebendige innige Beziehung zum Erschienenen droht auf die Dauer mehr und mehr verloren zu gehen. Wenn dem nicht auf entschiedene Weise entgegengearbeitet wird, verliert das am Horizont erschienene Seiende immer mehr an Aktualität. Am Ende hält der Mensch auch sein Selbst, das im ursprünglichen Aufgehen-in an Daseinswirklichkeit gewonnen hatte, nicht mehr durch.

Die Verantwortlichkeit des Menschen ist: Sorgender Hüter dessen zu sein, was durch ihn sich gelichtet hat; Hirte für das, was dank seines An-wesens ins Licht der Erscheinung getreten ist. „Der Mensch ist der Hirte des Seins." Hat man sich aber die Dynamik des Vorgangs des Seins-bei, der Distanzierung-von, des Verantwortlichseins-für erst einmal klar gemacht, ist man damit zugleich auch mit den Gefahren bekannt geworden, die sich aus der Haltung des ständigen Gegenüber ergeben.

Wie sehr neigt der Mensch dazu, sich mit dem, was ihm gegenüber erscheint, lediglich objektivierend auseinanderzusetzen! Wie sehr ist er, dem im Leben soviel Spielraum zur Verfügung steht, in Gefahr, an das, was am Horizont sich herausgestellt hat, zu verfallen und damit alle wahre schöpferische Offenheit einzubüßen. Er verfällt, wenn er rein vom objektivierenden Erkennen her sich auf das Erschienene einläßt, und dergestalt von dem neu in seinen Gesichtskreis Tretenden Besitz zu ergreifen versucht, wenn er sich nur noch in rationalen Weltbezügen zum Austrag zu bringen sucht. Auf diese Art dient er weder dem Erschienenen, noch bringt er dabei sein Selbst zur Entfaltung. Ohne sich darüber im klaren zu sein, verurteilt sich derjenige, der sich ständig so im Gegenüber einrichtet, zur Gewalttätigkeit und zur Ohnmacht zugleich.

Wendet man solche Einsichten nun auf Liebesbeziehungen an, erweist sich, wie im Fall echter Liebe jeder dem anderen Raum schafft. Dabei befreien die Liebenden sich zu sich selbst, werden zur Fülle ihrer selbst geführt, läutern sich. Man sieht aber auch, was dagegen „Liebe", die objektivierend erstarrt ist, bewirkt. Weil sie nicht mehr schenkt, sondern nur noch fordert, kommt sie beim anderen nicht mehr an, trifft ihn nicht mehr und wirkt sich unausweichlich zerstörend aus auf den, der sie übt, erkältend auf den, den sie verlangt. Der auf solche Art „Liebende" muß den Gegenstand seiner Liebe verlieren, kann ihn nur noch im Wahn gewinnen: Liebes-

wahn! – So betrachtet wäre sein Wesen – wie das Wesen der Geistesstörung
überhaupt – als Un-Wesen in der ontologischen Bedeutung des Wortes ausgelegt.

V

Gestörte Weltbezüge

Zurück nun noch einmal zum Fall H. L. Gestimmt auf Liebe, Hingabe,
Fürsorglichkeit, hat auch H. L. sich für ein fremdes Wesen weitgehend ge-
öffnet. Sein Gefallen am Weiblichen, das anfängliche kleine Entgegenkom-
men, eines Tages ein Kuß, haben den bis dahin fast ausschließlich auf sich
und sein ehrgeiziges Trachten Beschränkten weiter denn jemals erschlossen.
In einer Flut von aufgeregten Briefen hat er seiner Liebesoffenheit Ausdruck verliehen. Zu leidenschaftlich allerdings, zu begehrlich, zu ich-betont,
um überzeugend auf das Mädchen zu wirken und sie in größeren Tiefen zu
erreichen; zu direkt, um ihrer flüchtigen Zuneigung Zeit zur Entfaltung zu
lassen. Zu sehr fordernd und verlangend, als daß Fräulein A. nicht hätte
erschreckt sein müssen.

Das Ahnungsvermögen sagt einer Frau, daß ein sich als Anbeter gebär-
dender Mensch in einer innigeren Begegnung ihr nicht lange gestatten würde,
sich selbst zu ihrem eigensten Wesen zu entfalten. Anstatt sich einem allzu
bestimmten Werben zu gewähren, hat sich das Mädchen daher mehr und
mehr von dem eigenwilligen Tollkopf zurückgezogen. Zuerst ein klein
wenig auch für ihn offen, hat sie sich immer mehr und immer nachdrück-
licher vor ihm verschlossen.

Bei den Gewohnheiten und der Artung des H. L. jedoch hat das lange
nicht dazu geführt, von ihr abzulassen. Allzu sehr von sich durchdrungen,
seit je vor allem für sich persönlich bemüht, hat er vom Abwinken der sich
Zurückziehenden keine Notiz genommen. Zu kontaktschwach, um nicht von
den Erfahrungen des ersten, tiefsten Kontaktnehmens völlig betört zu sein!
Als Existierender zu schwach, um in seinem Selbstgefühl durch den lichten-
den Moment des Aufgehens in einem anderen Wesen sich nicht allzu sehr
bestätigt zu fühlen! Sich selbst zu schenken war L. nicht gewohnt. Zu opfern,
in wiederholten fürsorglichen Akten des Verzichts sich einem anderen zu
nähern und damit erst selbst zu werden, dazu hatte er offensichtlich zu
wenig Herz. Er verfügte über zu wenig Uneigennützigkeit; zum wahren
Liebenden fehlte es ihm an der Fähigkeit, seiner Neigung zu steuern und
auch im rationalen Gegenüber sich zum Austrag zu bringen. Andererseits
hat er die ihm verliehenen geringen Möglichkeiten auch nicht zu entfalten
vermocht. Das Mädchen, frühzeitig durch sein Empfinden gewarnt, hat sich
dem An-wesen des L. bald nicht mehr gewährt. Hier hat sich ein verhängnis-
voller Zirkel eingeschwungen. Je mehr die junge Dame sich verschloß, desto
mehr hat H. L. mit den ihm gewohnten rationalen, von der Absicht nach

Eroberung des Mädchens bestimmten Mitteln sich durchzusetzen versucht. Gerade damit hat er sich der Möglichkeit beraubt, seinen Wünschen in Wirklichkeit näher zu kommen; gerade so hat er das Mädchen dazu gebracht, sich zu verschließen.

Wie aber haben sich seine Weltbezüge entwickelt? – Im kurzen ekstatischen Aufgehen in einem anderen Wesen hat L. selbst an sich eine Verrückung erfahren. Sein Alltag hat sich dadurch verändert. Die gewohnten Perspektiven haben sich verschoben. Sein Gesichtskreis ist zum weiblichen Wesen hin, das er bisher nur aus dem Zusammensein mit der Mutter gekannt hat, erweitert worden. L. wäre damit allein kein Ausnahmefall. Was ihn besonders kennzeichnet, ist dies: daß er in der Verrückung stecken geblieben, an Welt verfallen, weitgehend erstarrt ist.

Um sich darüber klar zu werden, wie es mit solchem Verrücktsein und -bleiben bestellt ist und zu erkennen, was Geistesgestörtsein in der unmittelbaren Nachfolge einer geistigen Entfaltung, wie sie die menschliche Liebe in jedem Fall ist, bedeutet, steht H. L. als Beispiel für viele. Um zu erkennen, wie Geistiges in Geistesgestörtes umschlagen kann, braucht nur ins Auge gefaßt zu werden, welch bösen Verlauf es mit H. L. und seiner Welt genommen hat. Sein Verfallen, sein Erlöschen im Feuer einer kurzen Leidenschaft ist pathognomonisch.

Für kurze Zeit ist L. mit Leib und Seele bei seiner Freundin gewesen. Für einige selige Augenblicke ist er ganz in ihr aufgegangen, war er, was er auf die Dauer hätte sein können. Das Aufblühen seiner Liebe war wie ein Funke. In dessen Licht sind Menschen, Dinge, Färbungen, Landschaften auf neue Weise in Erscheinung getreten. Das, was Welt ist, hat sich ihm in einer Weise gezeigt, wie er sie bisher noch nie wahrgenommen hatte. Wie jeder junge Liebende fühlte H. L. sich von Wahrheiten, Dingen, Fragen in Anspruch genommen, für die er vorher weder Auge noch Ohr gehabt hatte. Im Licht vertieften Kontakts zeigt sich Fräulein A. in einer Aureole als bräutliches Wesen. Hätte H. L. den nötigen Respekt aufgebracht, die nötige Behutsamkeit entwickelt, die nötige Rücksicht walten lassen, die nötige Verantwortlichkeit gezeigt: die Umrisse der sich auf so liebliche Art ereignenden Gestalt hätten sich vielleicht verdeutlicht. Wahrscheinlich hätte in der Wärme sich gegenseitig vertiefender Zuneigung die bräutliche Erscheinung sich immer mehr verlebendigt.

Behutsamkeit, gewährenlassender Respekt jedoch waren nicht Sache des H. L. So blieb das sich flüchtig herausstellende Bräutliche nur Schein. Was dank kurzer Weltoffenheit neu für ihn in Erscheinung getreten war, hat H. L. alsbald mit Beschlag belegt, fixiert und festgehalten. Damit hat er es aber auch alsbald verloren und verspielt. Lichtung des Seins für einen kurzen Moment wurde Anlaß, daß H. L., mit nur wenig Entfaltungsmöglichkeiten ausgestattet, starrer und unlebendiger denn je zuvor geworden ist. Er ist in eine „schizophrene“ Entwicklung hineingeraten, hat von nun an das normgerechte Existieren des heranwachsenden Menschen gänzlich versäumt und ist in der Folgezeit daher nicht weiter herangereift. L. ist der überraschend in seinen Gesichtskreis getretenen Erscheinung auf böse Weise verfallen.

Er ist nun nichts mehr, d. h. er verspricht nichts mehr und hat die lebendige Beziehung zu der sich kraft des Zutuns der Anderen ständig ändernden Welt weitgehend verloren. Immer mehr auf rationale Weltbezüge eingeschränkt, ist er dumm und leer geworden, vegetiert nur noch dahin und hat seit einiger Zeit nicht einmal mehr die ehedem Geliebte im Sinn. Sie, die sein Alles gewesen war, geht ihn ob seines Verfallens an Seiendes zwei Jahre später schon nichts mehr an. Wo sich zwangsläufig dann und wann aber doch noch Beziehungen zur Welt ergeben, wo er, wenn auch nur vegetierend, vom Gang der Welt zum Leben gezwungen wird, entzieht er sich den an ihn ergehenden Ansprüchen durch wahnhaft-spielerische Gedankengänge. Angeblich hat die Sippe des Fräulein A. einen Jemand gekauft, um seinem Streben Hindernisse in den Weg zu legen; die Eltern selbst haben sich gegen ihn verschworen. Geistesgestörtheit und Geistlosigkeit zugleich sind sein Teil, Anstaltsunterbringung sein Los.

VI

Wenn und Aber

Das besondere Verhältnis des Menschen zur Welt ist das Thema schon vieler Abhandlungen gewesen. Vor Heidegger wurde Welt dabei fast stets als objektiv an sich bestehende Gegebenheit aufgefaßt. Dieser sollte das menschliche Subjekt wahrnehmend und sich verhaltend gegenüberstehen. Bei dieser Anschauungssform erweist sich der Mensch metaphysischen Mächten ausgesetzt, die immer von außerhalb der Welt wirkend vorgestellt werden müssen. Psychologisch fand man den Menschen dann als ein von Trieben bestimmtes Wesen, das sich auf rätselhafte Weise des Zukünftigen und damit auch des Vergangenen bewußt ist. Der Mensch allein, so wurde anthropologisch formuliert, habe Zukunft.

Daseinsanalytisch-fundamentalontologisch dagegen gesehen muß es heißen: der Mensch als einer, der sich selbst vorweg ist, *ist* Zukunft. Zukunft ist das zeitlich noch Ausstehende. Der Mensch, der ek-sistierend sich offen für das auf ihn Zukommende und ihn in Anspruch Nehmende hält, verhilft dem An-wesenden, das noch aussteht, zur Verwirklichung, zu seinem Da. Ek-sistierend trägt er dazu bei, das, was zeitlich noch abwesend ist, in Erscheinung treten zu lassen. Wo so der Mensch *ist*, entstehen mit anderen Worten Orte. Allemal wo der Mensch bei sich gewährenden Dingen und Mitmenschen *ist*, erschließt sich Welt. Im Stiften lebendiger Bezüge zur Welt, zum Sein des Seienden, erfährt der Mensch sich in seiner jeweiligen Eigentlichkeit aber auch selbst. Auf dem Weg des eksistierenden Aufgehens ineinander pflegen Subjekt und Objekt Distanz voneinander zu gewinnen.

Das Subjekt-Objektverhältnis erweist sich damit nicht als etwas Primäres, sondern als etwas Sekundäres. Es hat sich ergeben, daß der Mensch sich in seinen lebendigen Bezügen zu den Dingen und Mitmenschen aufgehalten hat. Auch die Wahrnehmung dessen, was sich dabei gegenständlich abgezeichnet, herausgestellt hat, geschieht nicht in der Weise, wie die naturwissenschaftlich orientierte, objektivierende Medizin das bisher gelehrt hat. Die Dinge der Welt wirken nicht von außen auf das Hirn ein, um dann auf rätselhaft bleibende Weise subjektiv Wahrnehmungen zu erzeugen. Berührtwerdenkönnen von etwas, Wahrnehmenkönnen gründet vielmehr ursprünglich in der ekstatischen Weltoffenheit. Erst nachdem das zeitlich noch Ausstehende dank ekstatischer Weltoffenheit hat in Erscheinung treten können, konnte es von den Sinnen erfaßt werden, konnten die Sinne in Funktion treten.

Wir haben damit einen Abriß von Einsichten gegeben, die wir HEIDEGGERS Bedenken des Seins im Hinblick auf das Dasein verdanken. Sie stehen ganz im Gegensatz zu dem, was psychologisch oder objektivistisch über die Wirklichkeit bisher gelehrt worden war. Medard Boss hat in seinem Buch über den Traum und in seiner Einführung in die psychosomatische Medizin diese Einsichten als Erster auf die ärztliche Betrachtungsweise angewendet. Auch die Psychiatrie tut gut daran, sich auf sie einzulassen. Erst dann nämlich wird sie für das Erkennen und das Verstehen des Wesens der Geistesstörungen reif. Erst diesem Denken gelingt die Überwindung der Schwierigkeiten, die der Psychiatrie aus den metaphysischen Vorstellungen über das Menschsein bisher erwachsen sind. Erst so ist es möglich, aus dem Zirkel von Anlage und Milieu, die als ursächliche Faktoren in unauflösbarer Verschränktheit das Dasein des Menschen angeblich letztlich bestimmen sollen, hinauszukommen. Erst über das fundamentalontologische, das Sein bedenkende Denken werden wir in die Lage versetzt einzusehen, wie es mit den Geistesstörungen in Wahrheit bestellt ist.

Kehren wir dazu noch einmal zu dem im Stadium des Verfalls befindlichen H. L. zurück. Verfallen-an heißt, genau gesagt, nun: Der Mensch, dem sich Welt im Aufgehen-in erschlossen hat, sieht sich im Zusammenhang damit stets neuen Gegebenheiten gegenüber. Meist neigt er dazu, sie gleich zu fixieren. Geschieht dies, versäumt er das Denken daran, daß alles Seiende *ist* und als solches erscheint. Verfallend-an verliert er sich im Gegenüber, das heißt: er weiß sich so nicht mehr als ein Verantwortlicher in die Welt gestellt. Als Verantwortlichen fällt uns die Aufgabe zu, einem jeglichen Ding bei der Offenbarung seines Wesens nach bestem Vermögen behilflich zu sein. Sich auf ein rationales Gegenüber einzuschränken macht auf die Dauer das Gewissen für die Aufgabe stumpf, sorgend auf das Anwesen von Dingen und Menschen zu achten.

Was wäre geschehen, wenn Fräulein A. sich dem H. L. mehr zugeneigt, wenn sie sich ihm auf die Dauer nicht verschlossen hätte? Über diese Frage habe ich mit K. Conrad korrespondiert. Wäre H. L. nicht schizophren geworden, wäre er dann vor dem Verrücktsein bewahrt geblieben?

Die Antwort darauf fällt nur dem schwer, der sich auch weiterhin an den Begriff „schizophrener Prozeß" klammert. Möge der, der sich eines Begriffsfetischismus schuldig macht, ruhig wissenschaftlich verzweifeln. Wie wenig Inhalt der Begriff „schizophrener Prozeß" in Wirklichkeit hat und wie sehr er die Möglichkeit, das Geschehen in Fällen von Liebeswahn zu verstehen und zu erkennen, verstellt, haben wir inzwischen sehen gelernt. Möge der, der an dem Begriff Geistes-*Krankheit* und damit an der Vorstellung einer somatischen Ursache für Fälle von Liebeswahn festhalten will, den Beweis liefern, daß ein Mensch auch dann in Liebeswahn verfällt, wenn die Geliebte sich ihm *nicht* versagt. Meines Wissens hat das noch kein Psychiater bisher versucht, und er wird es, weil er fürchten müßte verlacht zu werden, auch nicht tun.

Bei jedem Liebeswahn ist das Verhalten des Partners von maßgeblicher Bedeutung für die Entwicklung der Dinge. Liebeswahn, ohne daß sich der Partner schließlich versagt hat, gibt es nicht. Auch Fräulein A. hat darum gewußt. Sie hat daher vorübergehend Schuldgefühle gehabt. Hätte sie sich doch zu Tändeleien nicht hergegeben, dem H. L. den flüchtigen Kuß nicht gewährt! Ihr Gewissen hat geschlagen, weil sie Seinsverständnis hat, weil sie, wenn auch ohne Heidegger gelesen zu haben, doch darum weiß, daß es menschliche Aufgabe ist, dem Wesen des Anderen nach bestem Vermögen durch Offensein zur Entfaltung zu verhelfen.

Hätte sie jedoch dem Drängen der Mutter des H. L. nachgeben sollen, ihn zu heiraten? Wäre die Liebe wirklich mit dem ehelichen Beieinander gekommen? Man weiß es nicht. Sehr wahrscheinlich jedoch ist, daß H. L. ein höchst problematischer Ehepartner geworden wäre. Vielleicht wäre eine liebende Frau heilsam für seine Entwicklung gewesen. Vielleicht wäre aber auch das Wesen einer solchen Frau an ihm zerbrochen. Auch ohne Liebeswahn zu entwickeln, wäre das Leben des H. L. gefährdet gewesen. Möglicherweise hätte er einen Eifersuchtswahn oder aber eine Großmannssucht entwickelt. Vielleicht auch wäre er nur ein verbitterter, schizoider Autist geworden, der das Scheitern seiner allzu großspurigen beruflichen Pläne mit der Gehässigkeit Anderer sich zu erklären versucht hätte.

Was man vor solchem Wenn und Aber allein sagen kann, ist, daß der Mensch schlechthin auf die Möglichkeit des Verrücktwerdens und -bleibens angelegt ist. Solchem Angelegtsein auf eine Möglichkeit kommen bestimmte Wirklichkeiten entgegen. Widerfahrnisse, Schicksal und Schuld, jedes auf seine Weise, spielen im Leben des Menschen ihre Rolle. Dabei scheint es dem, der sich das Wesen der Geistesstörungen daseinsanalytisch klar gemacht hat, kein Wunder zu sein, daß der Eine oder Andere verrückt wird. Das Wunder, das uns aufmerken lassen sollte, liegt vielmehr darin begründet, daß allen Gefahren des Daseins zum Trotz so Wenige im Verrücktsein verbleiben.

36

VII

Geisteskrankheit und Psychopathie

Die angestellten Untersuchungen und Überlegungen machen wie mir scheint noch einige Bemerkungen nötig. Es könnte sein, daß die eine oder andere der Ausführungen überzeugend gefunden wurde, daß der Fachmann jedoch, nachdem er die vorgetragene Betrachtungsweise zur Kenntnis genommen hat, wieder zu dem gewohnten Sprachgebrauch und damit zu den eingefahrenen Denkweisen zurückkehrt. Dies umso eher, je weniger Beziehungen zwischen der neuen Betrachtungsweise und den alten Lehren hergestellt worden sind. Die Nachlese zum Fall L. soll daher dazu dienen, zu zeigen, daß es über das bereits Vorgetragene hinaus vertraute psychiatrische Themen gibt, die in den neuen Perspektiven aufzugreifen sich verlohnt. Bekannte klinische Begriffe könnten durch daseinsanalytische Vertiefung durchaus Bekräftigung erfahren. Vielleicht daß, angezogen davon, der eine oder andere mehr sich der Mühe unterziehen wird, dem nachzudenken, was hier ausgebreitet worden ist.

Versuchen wir es an den Begriffen der Kontaktstörung des Schizoids, und der Psychopathie. Der von KRETSCHMER geprägte Begriff des Schizoiden kennzeichnet die Kontaktschwäche eines Menschen. KRETSCHMER hat diesen Begriff in Korrelation zu leptosomen Körperformen gebracht. Er ist der Überzeugung, daß eine so geartete psychosomatische Körperverfassung die Voraussetzung für das Entstehen einer schizophrenen Psychose ist. Wenn die schizophrene Psychose aber abhängig von der Ausprägung der schizoiden Konstitution ist, muß es auch fließende Übergänge vom Schizoiden zum Schizophrenen, vom geistig Abnormen zum Geisteskranken geben. Das Maß der „konstitutionsbiologischen" Ausprägung muß mehr oder weniger mit dem Grad der psychischen Abnormität korrespondieren.

Die Heidelberger Schule – H. W. GRUHLE und K. SCHNEIDER insbesondere – haben dem mit aller begrifflichen Schärfe widersprochen. Es sei dazu u. a. auf die Veröffentlichungen hingewiesen, die sich mit dem KRETSCHMERschen Buch „Der sensitive Beziehungswahn" kritisch auseinandergesetzt haben.

Am Gegensatz in der Auffassung einer „konstitutionsbiologisch" und einer somatisch begründeten Schizophrenie hat sich ein über Jahre hinziehender wissenschaftlicher Streit entfacht. Wenn er in letzter Zeit nicht mehr so laut fortgesetzt worden ist, so liegt das nicht daran, daß das Problem durch die Auseinandersetzungen einer Lösung näher gebracht worden wäre, sondern daran, daß die Standpunkte, d. h. die Vorstellungen sich geklärt haben! Beide Parteien haben sich entschlossen, an den ihrigen festzuhalten, aus Höflichkeit aber versichert, der gegenseitigen Achtung vor den gegenteiligen Vorstellungen gewiß zu sein.

Gibt es nun Übergänge zwischen Geisteskrankheit und Psychopathie? Daß es einen sensitiven Beziehungswahn, d. h. Verrücktsein im Zusammenhang mit Widerfahrnissen gibt, die der Betreffende nicht zu bewältigen vermocht hat, daran zweifle ich nicht. Muß doch schließlich auch der Fall H. L. unter diejenigen gerechnet werden, denen eine daseinsgemäße Verarbeitung des Widerfahrnisses mißglückt ist. Die von KRETSCHMER geschilderten Fälle kann man nicht als aus der Luft gegriffen betrachten. Im Gegenteil, wer sich aufmerksam in der Klinik umsieht, begegnet garnicht selten Fällen, die von Grund auf den von KRETSCHMER geschilderten Typen entsprechen.

Von den Gegnern ist eingewendet worden, es habe sich bei den Fällen von sensitivem Beziehungswahn um Schizophrene gehandelt. Als Beweis dafür hat man insbesondere das Symptom der Versandung und die schließliche Anstaltsunterbringung herangezogen. Ist jedoch eine solche Argumentation von Gewicht, wenn die gewohnten „klinischen" Vor-stellungen außer acht bleiben? Anstaltsunterbringung und „Versandung", sie zeigen nur, wie bestürzend es mit dem betreffenden Patienten bestellt ist. Erst wenn man den Zustand mit der Bezeichnung Schizophrenie belegt und damit zugleich die Vorstellung unterschiebt, es müsse sich in jedem Falle von Verrücktsein um Krankhaftes, d. h. um Somatisches handeln, scheinen die Einwendungen gegen den sensitiven Beziehungswahn berechtigt.

Gerade nach einer solchen Unterschiebung jedoch achtet man seinen Vorstellungen zuliebe nun nicht mehr auf das, was vorliegt, sondern sucht nur noch nach dem was vorliegen sollte. Wer sich trotz alledem von dem Begriff der Schizophrenie, nur weil er nun einmal eingeführt ist, nicht trennen will, mag ihn ruhig weiterhin verwenden. Er sollte sich dann aber klarer als bisher darüber sein, daß der Begriff ätiologisch nichts Eindeutiges besagt und nur ein Terminus technicus für bestimmte Weisen des Verrücktseins ist.

Sensitiven Beziehungswahn gibt es also in Wirklichkeit. Eine Sonderstellung im klinischen System wird ihm zu Unrecht bestritten. Hat KRETSCHMER also auch in dem Sinn recht, daß es Übergänge zwischen abnormer seelischer Verfassung und Geisteskrankheiten gibt? Das nun wiederum nicht. Liegen doch in den genannten Fällen ebenso wie in den Fällen von Liebeswahn nicht Geisteskrankheiten, sondern Geistesstörungen vor. Zwar, die Ausprägung der Geistesstörung kann jeweils dem Grad nach verschieden sein. Ein Beispiel für geringgradig ausgeprägte Geistesstörungen sind diejenigen paranoiden „Schizophrenien", für die die Bezeichnung Paraphrenie gewählt worden ist. Das Verrücktsein bringt sich bei ihnen in nur wenigen abnormen Weltbezügen zum Austrag. Die übrigen Weltbezüge dagegen werden auf normale Weise durchlebt. „Fließende Übergänge" zwischen abnormer seelischer Verfassung und „schizophrener" Geistesstörung dagegen kann es aus den dargelegten Gründen nicht geben.

Es gibt verschieden stark ausgeprägte Verrücktheit. Auch gibt es verschiedene abnorme Weisen, in denen sich eine Existenz im Verrücktsein ver-

sammelt. Wo aber, wie etwa bei der Paralyse und wahrscheinlich auch bei
der akuten endogenen Halluzinose, die Geistesstörung durch eine somatische
Ursache in Gang gekommen ist, kann man nicht gut von einem fließenden
Übergang einer abnormen Charakterstruktur ins Geistesgestörte reden.

Dagegen spielen charakterliche Eigentümlichkeiten beim Zustandekommen
von Geistesstörungen mit Sicherheit eine Rolle. Wir haben oben das Wesen
des Schizoiden in der Kontaktschwäche gesehen. Kontaktschwache Schizoide
sind Menschen, die sich bevorzugt im rationalen Gegenüber aufhalten. Sie
haben kein rechtes Talent zum Aufgehen-in. Kommt es, wie im Fall H. L.
dann doch einmal dazu, daß sie eine Zeitlang voll und ganz bei den Dingen
und Menschen sind, ist die Gefahr groß, daß sie, verfallen an die neu sich
herausstellenden Wirklichkeiten, wiederum in die Position des Gegenüber
geraten und in dieser nun endgültig verharren. Weil dem in vielen Fällen
so ist, hat sich statistisch dann auch jene von KRETSCHMER und seiner Schule
herausgearbeitete Korrelation zwischen schizophrener Geistesstörung und
schizoider Charakterstruktur ergeben. Und was den zugehörigen leptosomen
Körperbau betrifft, so wäre es, folgt man der von M. Boss [1] entwickelten
daseinsgemäßen psychosomatischen Betrachtungsweise, sicher möglich, verständliche Beziehungen herzustellen zwischen asthenischer Körperlichkeit
und der charakterlichen Neigung, der Welt nur wenig zugewandt sich
existentiell vor allem im Gegenüber zu versammeln.

Haben wir damit ein bekanntes, weit verzweigtes Thema der klassischen
Psychiatrie in Verbindung mit der daseinsanalytischen Betrachtungsweise
gebracht, so sind wir mit unseren Möglichkeiten damit noch keineswegs am
Ende. Ähnliches könnte in Verbindung mit anderen psychiatrischen Proble-
men geleistet werden. Aktuell scheint da unter anderem die Frage, warum
Kinder so gut wie nie dem Verrücktsein verfallen. Die Lehren der klassischen
Psychiatrie haben uns vor dieser Frage bekanntlich völlig ratlos gelassen.
Nimmt man die Frage dagegen daseinsanalytisch-fundamentalontologisch
auf, kommt man zu überraschenden Aufschlüssen. Die Bedeutung der Lebens-
alter für die Herausbildung von Psychosen ist nämlich nur verstehbar, wenn
man sich im Hinblick auf das Alt- und Ältersein mit dem Sein und Wesen
des Menschen befaßt. Es sollen diese Probleme jedoch hier nur erwähnt, nicht
aber schon in Angriff genommen werden.

---

[1] Boss, M.: Einführung in die psychosomatische Medizin. Bern u. Stuttgart:
Huber 1954.

Nihilismus, Gefangenschaft und Verrücktsein

(Verrücktsein in der Gefangenschaft)

I

Mit gebundenen Händen

Die seelische Not Kriegsgefangener zu schildern und ihr dadurch innerhalb und außerhalb der Lager zu steuern, ist als Aufgabe vor allem von Dichtern und Schriftstellern begriffen worden. Dies nicht von ungefähr. Wie Ernst JÜNGER [1] formuliert hat, ist seit hundert Jahren der Nihilismus das große Thema der Literatur. Im Lagerdasein ist der Gefangene in besonderem Maße nihilistischen Gewalten ausgesetzt. Nicht nur, daß er, mörderischen Bedingungen unterworfen, auf der Strecke zu bleiben droht. Nein, tiefer noch: Nihilismus als Seinsmacht hat erst zum Erscheinen jener Welt beigetragen, in der Funktionär und „Betreuter", Ideologe und Spitzel, Wachpersonal und Eingekerkerter ihre makabre Rolle spielen. Von ungefähr geht nichts über die Bühne! Indem nun am Exempel solcher Personen und Zustände im Roman, im Gedicht, im Tagebuch Sinn und Grund des Lebens, das Gefangene und Freie führen, bedacht wird, kommt zur Sprache, was *ist*, werden neue Pfade eingeschlagen, die über kurz oder lang einmal aus der Finsternis herausführen sollen. Schon das Betreten solcher Pfade dient der Bekämpfung der Not. Allein die Tatsache, daß da und dort einer auf Pfadsuche ist, tröstet. Trost spendet ratlos Verirrten bekanntlich jede gelungene Darstellung der Lage.

Gewiß, auch die Ärzte in aller Welt haben sich, so gut es ging, der seelischen Not der Gefangenen und Heimgekehrten angenommen. Es sind darüber hinaus psychiatrisch Symptome und Krankheitsbilder herausgestellt worden. Allerdings hat die Seelenheilkunde davon fachlich keine besondere Bereicherung erfahren. Eine Antwort aber auf Grundfragen, die Gefangene und Befreier gleichermaßen bewegen, ist erst recht nicht gelungen. Es ist nicht einmal geglückt, auf psychopathologische Art die zerstörerischen Einflüsse des Lagerdaseins oder jene langer Einkerkerungen aufzuhellen. Das wird den Gelehrten vielfach als ein Versagen angerechnet.

Das Schicksal der Menschen hinter Stacheldraht geht einen jeden von uns an. Selbst wenn auch der letzte Gefangene entlassen sein wird, bleibt die Aufgabe, dem Wesen von Unfreiheit und Freiheit nachzudenken. Die Aufgabe, die sich in diesem Rahmen dem Psychiater stellt, ist zunächst nicht klar. Zwar ist man sich in der Überzeugung einig, daß auch unsere Wissenschaft an den Gestalten seelisch Zugrundegerichteter, die uns lautlos ansprechen, nicht vorbeigehen darf; doch bleibt die Frage offen, auf welche

---

[1] JÜNGER, E.: Über die Linie. Frankfurt: Klostermann.

Art und mit welchen Mitteln die Seelenheilkunde sich in den Dienst eines so dringlichen Anliegens stellen kann.

Die an uns vorbeiziehenden Elendsgestalten zu registrieren und durch Herausarbeitung des Prägnanten zur Etikettierung reif zu machen, ergibt, wie die Erfahrung gezeigt hat, weder therapeutisch noch psychopathologisch viel Dienliches. Insgeheim wird auf diese Weise sogar dem Nihilismus in gewisser Weise Vorschub geleistet! Im Vorgang der Etikettierung bleibt von der Person nichts. Gerade aber dadurch, daß nichts Persönliches bleibt, werden Erfaßte gefährdet und Erfassende schließlich gefährlich. Wir haben es innerhalb und außerhalb der Wissenschaft mit Schrecken erlebt!

Wie anders aber als in der gewohnten registrierenden Weise wäre dem uns auf den Nägeln brennenden Problem beizukommen? Statistisch vorgehend oder typisierend gewinnen wir stets nur eine mehr oder weniger eindeutige Symptomatik. Wie läßt sich über seelische Besonderheiten, die unter Lager- oder Haftbedingungen auftreten, mehr Klarheit als bisher gewinnen? Darauf antworten wir: Einzig und allein, wenn genauer als bisher bedacht wird – nicht so sehr, *was* der Mensch ist, als vielmehr, *wer* er in seinem jeweiligen Dasein ist. In dieselbe Richtung fragt der Dichter. Um allerdings zu der Frage, wie Dasein sein kann, als Psychiater etwas beitragen zu können, ist es unvermeidlich, daß wir uns von bisherigen wissenschaftlichen Denkgewohnheiten frei machen. Nicht zuletzt gilt es, sich bestimmter Begriffsbildungen zu entledigen.

Einer der Wege, zur Erhellung von Dasein beizutragen, ist: zuzusehen, was aus einem bestimmten Menschen, der bestimmten Daseinsbedingungen ausgesetzt ist, werden kann. Sind die Bedingungen extrem, ist die Gelegenheit, gute Beobachtungen und das Dasein auslotende Erfahrungen machen zu können, besonders günstig. Das hat sich unter dem Zugriff der Not dem Leidenden selbst immer wieder erwiesen. Könnte nicht auch der Fachmann davon profitieren?

Das Anliegen dieser Untersuchung ist, am Beispiel zu zeigen, in welcher Weise ein Beitrag zur Erhellung von Dasein ein Gewinn nicht nur für den besinnlichen Betrachter der Lebensvorgänge, sondern auch für den letztlich aufs Handeln erpichten Wissenschaftler ist. Die Psychiatrie ist, indem sie sich an der Psychopathologie genug sein ließ, auf einem toten Punkt angelangt. Er kann überwunden werden, wenn die Frage nach dem Dasein erneut gestellt und in Arbeit genommen wird.

Die Antworten von Dichtern und Schriftstellern, die sich mit dem Thema des Nihilismus, der in Lagern aufdringlicher als anderswo zutage tritt, beschäftigten, haben mit ihren Worten über Gefangene und Entrechtete jedermann angesprochen. Was dagegen die Fachwissenschaft zum Thema zu sagen hatte, hat – nicht zuletzt zum Bedauern der Fachwissenschaft selbst – nicht Viele bewegt. Immer, wenn Wissenschaft die Verbindung zu einer stichhaltigen Lehre vom menschlichen Sein verliert, senkt sich Langeweile wie Mehltau über ihr Vorbringen und Treiben.

II

Vom Wesen des Nihilismus

Ontologie ist Lehre von dem, was im Grunde *ist*. Was im Grunde ist, waltet in dem, was *da* ist. Das, was da ist, gibt nicht – wie von Wissenschaftlern gern gemeint wird – das, was im Grunde waltet, aus sich selbst her. Was ist das, was im Dasein des Kriegsgefangenen waltet? Die Antwort kommt meist allzu flink: der Mangel, die Willkür, das Heimweh, die Bitterkeit, die Entrechtung, die Gleichgültigkeit, Stacheldraht allenthalben. Psychologisch geschulte Autoren leiten daraus seelische Reaktionen ab: die Indolenz, den Lagerkoller, die Selbstmordversuche, das Ressentiment, die Religiosität und „psychosomatisch" die depressive Verstimmung, die Schwunglosigkeit, die Impotenz, die „organische" Wesensveränderung. Damit ist allerdings kaum das Geringste von dem, was im Grunde des Lagerdaseins waltet, begriffen. Man ist, wissenschaftlich auf Ursachen aus, damit doch durchaus an der Oberfläche geblieben. Dem Dasein der hinter Stacheldraht ihr Leben Führenden und das Los der Gefangenschaft Ausstehenden ist man auf diese Weise nicht näher gekommen. Im Gegenteil, man hat sich registrierend alsbald von ihnen entfernt und damit zugleich auch vom Weiterfragen nach dem Grund solchen Daseins.

Um zum Wesen des Gefangenseins vordringen zu können, müssen wir uns in das Wesen seiner Welt, die irgendwie auch die unsere bleibt, vertiefen. Dem wird die Wissenschaft zustimmen. Vertiefung allerdings ist nicht gleichbedeutend mit Objektivierung. Im Gegenteil. Objektivieren erschwert, da es vom Gegenstand entfernt, meist das erstrebte Vertiefen. Um zum Grunde dessen, was schließlich auch uns angeht, vordringen zu können, müssen wir auslegend dabeibleiben.

Was waltet im Grund einer Welt, in der Unfreiheit in so beispiellosem Ausmaß zutage tritt? Wie ist es möglich, daß sachlich strenge Ordnungsprinzipien die Grundlage von brutalen Erledigungen, möglichst noch unter Einhaltung hygienischer Vorschriften, abgeben? Was bestimmt eine Welt, in der unter Verwerfung von Mitleid und Schmerz gewaltigste Arbeitsleistungen gefordert und auch vollbracht werden, eine Welt, in welcher Schändung, Entwürdigung und Terror eng zusammen mit Sozialismus, Invalidenversicherung, Arbeiterwohlfahrt und vielen anderen Formen der Fürsorge und Betreuung vorkommen? Wie ist es im Grund mit einem Dasein bestellt, in welchem Feigheit der Kern der Tollkühnheit hat werden können, in dem andererseits die Schwachen sich am Ende immer mehr durch Furchtlosigkeit auszeichnen? Was geht vor, wo um des Lebens willen, das über alles gestellt wird, Vernichtungslager unumgänglich zu sein scheinen und das Schweigen der Toten von Tag zu Tag tiefer geworden ist, so daß es bald kaum mehr übertönt werden kann?

Solches Fragen muß fortgesetzt werden, soll sich das Wesen der Welt zur
Nummer herabgewürdigter Gefangener offenbaren. Auf solches Fragen hat
Ernst JÜNGER Antworten gegeben, die im Begriff des Nihilismus konvergieren. Die Heraufkunft des Nihilismus, dessen „was kommen wird, was
nicht mehr anders kommen kann", hat schon NIETZSCHE in erregten Worten
prophezeit. Zwanzig Jahre vorher hatte schon DOSTOJEWSKI dieser Erscheinung Denken und Leben gewidmet.

Nihilismus – das ist inzwischen gängige Münze in jedermanns Hand geworden. Der Begriff, unter die Menge geworfen, ist bereits zur Devise
geworden, zum Feldgeschrei. Auf diese Weise ist er dem Erkennen mehr
hinderlich als fördernd. Gehen wir jedoch mit JÜNGER auf seinen ursprünglichen Sinn ein, so vermag er uns bedeutende Einsichten zu geben.

Nihilismus ist eine Erscheinungsweise von Sein. Nihilismus ertastet das
Nichts. Er ist im Dasein jederzeit möglich; ja, wo Dasein sich dank des
Zutuns der Menschen entfaltet hat, kann er von Zeit zu Zeit sogar notwendig werden. Daher erblickt NIETZSCHE in ihm ein normales Durchgangsstadium. Nihilismus, der wie der Tauwind zerstörerisch und zugleich zukunftsträchtig ist, hat ein Doppelgesicht. Nur als Dauerzustand ist er wie
eine Krankheit, die zum Tod führen kann.

Nihilismus am Grunde der Welt der Lagerinsassen. – JÜNGER hat hier
Wesentliches gesehen, das auch für die psychiatrische Wissenschaft von beachtlichem Wert ist. Von Leben und Welt der Gefangenen läßt sich auch
wissenschaftlich nur ein wahres Bild gewinnen, wenn man den Blick auf
Erscheinungen richtet, in denen sich das Nihilistische wirklich zeigt. Man
sieht dagegen nichts, wenn man als Psychopathologe vor allem danach strebt,
sich aus Symptomen, die Gefangene bieten, alsbald einen bestimmten Begriff
von Vorliegendem zu machen und, davon ausgehend, dann direkt zu Urteilen kommen will.

Als das Hauptkennzeichen des Nihilismus benennt JÜNGER: die „Reduktion". Sie ergibt sich z. B. aus dem wissenschaftlichen Streben nach Erkenntnis. Wissenschaftliche Erkenntnis ist stets darauf aus, Dasein, Welt und
Menschen auf Nenner zu bringen. Im Dienst solchen Strebens sind nihilistische Gremien entstanden. Sie haben sich in Gestalt von wissenschaftlichen
Vereinigungen, Ingenieurverbänden, Ärztekommissionen konstituiert. Ihr
Ziel und Programm war, wie z. B. die Geschichte der Eugenik und Erbbiologie zeigt, gute Absicht und Philanthropie. Dennoch geschah in ihrem
Dienst Destruktion. Andererseits sind nicht geringe Erfolge auf diesem Wege
errungen worden. Das gegenwärtige Leben ist in mancher Hinsicht geprägt
durch die Eigentümlichkeiten der immer noch in Ausdehnung begriffenen,
vom Wissenwollen bestimmten Reduktion.

Zusammen mit der Reduktion ergibt sich ein Schwund. Es ist unter anderem allenthalben das Entschwinden des Wunderbaren ebenso wie das
Verbleichen dessen, was bisher als schön galt, zu verzeichnen. Es ist zur
Entwertung des Persönlichen ebenso wie des Erotischen gekommen. Das

Typische und das Sexuelle traten, eine Zeitlang wenigstens, an die Stelle. Mit dem Schwinden des Staunens vor dem In-Erscheinung-Tretenden verlor sich dann auch der Respekt vor dem Geheimnis. Mit wachsender Beschleunigung, Vereinfachung, Normierung, Potenzierung geht eine Abwertung der Gesittung einher. Es kommt daher einerseits zum Verwerfen, andererseits aber zur Überbetonung überlieferter Formen. Mehr noch: die reduzierende Neigung zum Speziellen bringt schließlich, angesichts der vielen Vereinzelungen, zwangsläufig das Rufen nach Ganzheiten hervor. Ordnung um jeden Preis wird schließlich zur Losung, wo unabsehbare Vereinzelung ins Chaotische zu führen droht. Solche Ordnung jedoch ist dann selbst nihilistisch.

Das möge zur Charakterisierung des Nihilismus für unsere Zwecke genügen. Kehren wir zum Dasein der Gefangenen zurück. Es ist nicht nur nihilistisch. Da, wo der Nihilismus sich seinen letzten Zielen genähert hat, kommt es plötzlich zur Wahrnehmung neuer Phänomene. Die über mehr oder weniger große Zeitstrecken sich hinziehende Abtragung alter Formen zugunsten höherer ökonomischer Wirksamkeit des Arbeitsvorganges jedoch auf Kosten des Selbstgefühls der Betreuten führt schließlich zu neuen Horizonten. Wo es infolge schonungsloser Bloßlegung aller Gewebe dazu gekommen ist, daß schließlich das Ganze auf dem Spiel steht, zeigt sich inmitten brutalen Nützlichkeitsstrebens, freilich oft nur andeutungsweise, ein neues Ziel. Da, wo Soldaten, die sich trotz allem noch den Regeln des Kampfes und altertümlichen Ehrbegriffen verpflichtet gefühlt hatten, zu Entrechteten und Entwürdigten geworden sind, sind neue Welten und unerwartet dauerhafte Grundsätze, neue Grundhaltungen und ernste neue Moralbegriffe entstanden. Was das Leben unter zivilisierten Umständen nicht zu erzeugen vermochte, hat in der Person des einen oder anderen zum Sieg in der Überwindung geführt. Im Vegetieren auf der Grubensohle menschlichen Daseins wurden neue Möglichkeiten ertastet. Ein neuer Weltsinn ist im Entstehen begriffen. Soviel aus den Untersuchungsergebnissen des Denkers und Dichters JÜNGER.

III

Ex nihilo fit ...

Die glückliche Verbindung analytischer Begabung mit künstlerischer Darstellungskraft in dem bedeutenden JÜNGERschen Essay hat das Wesen der Welt, in der wir auf unheimliche Weise zuhause sind, entschleiern helfen. Wenn dabei in vielem das Atmosphärische mehr als das Faktische, der lebendige Vorgang mehr als das, was als solches erkennbar und begreifbar ist, zum Ausdruck gekommen ist, so liegt das zweifellos am Methodischen der angewendeten Diagnostik. Diese jedoch läßt die Möglichkeit offen, weiter zu fragen. Es ist von JÜNGER auf geniale Weise vermieden worden, sich an Symptome zu klammern, um von diesen aus dann nach der Erfassung des Ganzen zu trachten. So kommt es bei JÜNGER nicht zu einem Festfahren im Objektivierten. Dennoch ist vom Ganzen auf seine Art mehr sichtbar geworden, als dies auf wissenschaftliche Weise möglich ist. Die Möglichkeit, über das Wesen der untersuchten Welt hinaus zum Wesen des Menschen, der ihr Walten ausstehen muß, vorzudringen, wird nicht verbaut. Auch als Psychiater sollten wir, im Bestreben, den toten Punkt der Psychopathologie zu überwinden, von solchem Können etwas lernen! Wie das im einzelnen zu bewerkstelligen ist, soll uns in der Darstellung eines Schicksals, über das wir später berichten werden, zur Kenntnis gelangen.

Kein Zweifel, die Existenzmöglichkeiten Gefangener sind unter nihilistischen Lagerbedingungen nahezu auf den Nullpunkt gesunken. Man ist unter solchen Umständen nichts mehr. Dementsprechend hat mancher den Freitod gesucht. In extremen Fällen fehlte sogar nicht viel daran, daß die Mehrzahl sich aufzugeben bereit war. Dies aber nur solange, bis einige Wenige erklärten: weiter leben ist schwerer! Durch die Haltung dieser Wenigen aber bekam das Leben der Zagenden wieder einen Sinn. Das ist ein erstaunlicher Vorgang! Objektivierung, Ordnung, Unterordnung, Degradierung zur Null. An dieser Grenze zum Nichts wird das Sein in aller Brutalität in Frage gestellt. Der eine oder andere bejaht es. *Und in diesem entscheidenden Moment erweist sich die ganze Unwahrheit der überall im wissenschaftlichen Leben gültigen These, daß aus nichts nichts wird.* Freilich, das Nichts ist eine Wirklichkeit, die vom Denken nicht erfaßt werden kann. Dennoch aber beginnt sie im geeigneten Moment auf entscheidende Weise zu walten. Sie mobilisiert schöpferische Kräfte. Unter anderem bringt sie Haltungen, Denkweisen, Leistungen hervor, die völlig neue Formen des Daseins und damit eine neue Welt entstehen lassen.

Das alles freilich vollzieht sich nicht ohne Mitwirken des Menschen, des Menschen allerdings nicht im Sinne einer konstitutionsbiologisch oder psychologisch erfaßbaren Einheit, sondern allein im Sinne der menschlichen Person als Existenz. Im Dienst unserer Untersuchung ist es daher angebracht, nicht nur auf das Wesen der Welt zu sehen, sondern nun auch dem Wesen des Menschen nachzudenken. Gewohnheitsmäßig wird gefragt: was ist der Mensch? Daß man damit nicht nur nicht zum Ziele kommt, sondern obendrein noch dem Nihilismus Vorschub leistet, ist schon gesagt worden. Es ergeben sich auf diesem Wege fatale Beziehungen zwischen Wissenschaftlichkeit und Vernichtungspolitik. Opfern wir nicht unsere ganze geistige Kraft der objektivierenden Wissenschaft! Fragen wir, nachdem es gelungen ist, uns ein zutreffendes Bild vom Wesen unserer Welt zu machen, nunmehr danach, *wer* der Mensch sei.

In der ersten Hälfte des 20. Jahrhunderts hat man die Zeitgenossen ihr Leben vorwiegend in Lagern zubringen sehen – Lagern in mehrfachem Sinne!

Wer ist der Mensch, der eine Welt, die in Lager zerfallen ist, aussteht? Wir sehen ihn als hoffnungslos Wartenden dahinvegetieren oder aber als einen am Heimweh Zerbrechenden, der keinem Zuspruch mehr zugänglich ist, dahinsiechen. Wir hören ihn fanatisch auf diese oder jene Weltanschauung schwören. Wir begegnen ihm als Apathischem, der sich faul ins Gras legt, wenn auf dem Abtransport im letzten Augenblick etwas fragwürdig geworden ist. Er zeigt sich als willensstarker Diktator und erscheint gleichzeitig als propagandahöriges Stimmvieh. Er steht vor uns als Kapo, der um eines Laibs Brot willen bedenkenlos jeden Auftrag zur Ausführung bringt oder als Spitzel, der, geheimer Macht hörig, die Kameraden verrät. Er kann als stiller Künstler, der, in Gefangenschaft, schlummernde schöpferische Talente entfaltet hat, den beglückten Plennys Wirklichkeiten offenbaren, die keinem Aufseher zugänglich sind. Er tritt auf in Gestalt einer unansehnlichen Frau, die sich unter dem Druck der Gewalt im Lager zum Engel entwickelt, zugleich aber hören wir von ihm als von einem ehemals farblosen Angestellten aus irgendeinem Büro, der zum Ungeheuer geworden ist.

Wer der Mensch in dieser Welt ist, lehren uns Bilder und Plastiken, die unter den Sonderumständen der Gefangenschaft entstanden sind, ebenso wie die Zeugnisse, die vom Lagerleben ergriffene Schriftsteller (z. B. Jürgen RAUSCH)[1] gegeben haben. Der Mensch hat die Möglichkeit, sich auf sich selbst zu besinnen; unter widrigen Umständen kann er außer sich geraten. Er kann als ein Büßender im Lager zum fanatischen Vertreter eines Glaubens werden – er kann aber auch, als ein in der Masse Vereinzelter, Beziehungsideen entwickeln und in den sinnlosesten Äußerungen der Organisation überall Zusammenhänge sehen. Er tritt in verschiedensten Ausprägungen zutage, dennoch verbirgt sich in ihm Einheitliches. Es läßt sich vom Menschen sagen, er sei ein Wesen, das sich aushalten muß. Das einzige Wesen, das so existiert! Er allein ek-sistiert, steht sich, indem er der Welt ausgesetzt ist, aus und trägt damit dazu bei, daß sich Wirklichkeiten herausstellen. Er ist darauf angewiesen, sich in einem Zustand der Spannung auszuhalten. Er ist weder einfach Subjekt, das sich zu objektiven Gegebenheiten verhält, noch ist er jemals zu objektivieren. Er gleicht einer Brücke, die, mit der Mehrzahl ihrer Pfeiler in der Niederung der Gegenwart stehend, das hinter ihr Liegende mit dem, was auf sie zukommt, verbindet. Er ist in die Anforderung der Wahrheit gestellt. In Wahrheit *ist* er aber nur, wenn er den Möglichkeiten mit Rücksicht auf die Gegebenheiten Raum gibt. Er ist, indem er außer sich bei den Dingen ist, im Gegenwärtigen, im Vergangenen und im Zukünftigen. Orte werden durch ihn zur Szenerie, in der sich Gott, Tod und Teufel ein Stelldichein geben. Nicht aber nur, daß ein Brückenbogen der Landschaft erst ihren eigentlichen Charakter verleiht, dem Fluß sein fließendes Gepräge aufdrückt und dem Himmel darüber zu seiner Höhe verhilft. Das Brückenhafte im Menschen wird gleichzeitig vom

---

[1] Jürgen RAUSCH: In einer Stunde wie dieser.

Verkehr, der sich zwischen den Ufern ausdehnen will, in Pflicht genommen, seine Spannung wird von Gegebenheiten, die außer ihm liegen, diktiert. Ob er dann die ihm so verliehene Wölbung aushalten kann, liegt, wie man einsieht, nicht nur an ihm selbst.

Wir sind vom Bild, das wir uns vom Menschen haben machen wollen, auf ein Sinnbild gekommen. Antworten auf Fragen über das Wesen des Menschen lassen sich letzten Endes nur sinnbildlich geben. Wo bleibt da Raum für die Wissenschaft? Wir werden die Kollegen beschwichtigen müssen. Wir werden zeigen, daß die vorgebrachten Formulierungen über das Wesen des Menschen auch für die Klinik nicht ohne Nutzen sind.

IV

Vom Leben in Lagern

Der Mensch, das Wesen, das sich aushalten muß! Im Durchschnitt meist recht ungeistig, lebt er dennoch ständig in der Spannung des Geistes. In seinem Umkreis entsteht aus diesem Grund Welt. Der Einzelne, dem Dasein ausgesetzt, ortet und zeitigt. – Das heißt, es kommt durch sein Existieren das, was jeweils der Möglichkeit nach *ist*, in sein Da.

Dies alles wird nur Wenigen offenbar. Von seiner Freiheit macht man meist nicht den rechten Gebrauch, und seine eigene Unfreiheit merkt man selten. Sind dagegen viele in die unbehagliche Lage versetzt, sich als Gefangene aushalten zu müssen, kommt es da und dort zu Wahrnehmungen und Aussagen, die die Menschen erschüttern. „Wir schmücken uns nicht, um zu gefallen, sondern um uns nicht fallen zu lassen." Ein solches Wort kann nur laut werden, wo weibliches Leben sich am Abgrund vollzieht, wo Frauen, als Sklaven, um ihre Würde als um etwas Äußerstes besorgt sein müssen.

Der Mensch, der sich nicht aushalten kann, geht verloren. Das ist in jedem Fall schlimm. Jedoch klingt es schlimmer, als es unter Umständen sein kann. Manchmal läßt sich's im Stand der Verlorenheit sogar eine Weile sehr gut aushalten. Man lebt so dahin. Nur von Zeit zu Zeit wird man, wenn man nicht mehr in der Spannung des Geistes lebt und daher im Lauf der Welt nichts mehr bedeutet, unausstehlich. Unausstehlichsein ist unter den erwähnten zivilen Umständen ein letztes Mittel, sich in völliger Bedeutungslosigkeit aushalten zu können.

Auf der Grubensohle des Daseins dagegen ist die Notwendigkeit, sich der Bedeutungslosigkeit zu erwehren, vordringlich. Um so schlimmer dann, daß die Möglichkeiten, sich aushalten zu können, nun gefährlich beschränkt sind. Das Mittel, unausstehlich zu sein, verfängt hier nicht. Wer unter diesen Umständen sich nicht aushalten kann, ist buchstäblich verloren. Sich als Gefangener im Konzentrationslager nicht aushalten können heißt zugrunde gehen müssen. Hier hält sich nur, wer sich durchringt.

Weiterhin noch den Wegen und Auswegen nachzugehen, die in solcher Lage eingeschlagen werden können, ist nicht unsere Aufgabe. Es haben andere, indem sie die Gefangenschaft bewußt ausgestanden haben, aus ihr einen Sieg gemacht. Es sind dabei Einsichten in das Wesen von Welt und Mensch geglückt, die, selbst wenn sie in Vergessenheit geraten sollten, unverlierbar sein werden. Im schöpferischen Dulden hat sich wieder einmal wunderbar und deutlicher als zuvor geoffenbart, wer der Mensch sein kann. So gewonnene Einsichten sind kostbare Früchte des Leidens.

Wie und was aber kann die Psychiatrie hier lernen? – Als Wissenschaftler haben wir nicht die Möglichkeit, wie Denker und Dichter neue Horizonte zu eröffnen. Als Wissenschaftler sind wir lediglich vom Nützlichen und Gegenständlichen in Anspruch genommen. Wir müssen Feststellungen machen. Wir können daher, wollen wir uns nicht verlieren, nicht ständig der Frage nachgehen, was aus einem Menschen unter den genannten Bedingungen werden kann. Wir müssen, um Feststellungen treffen zu können, an irgendeinem Punkt anfangen, zu objektivierbaren Gebilden zu kommen. Soll jedoch solches Arbeiten fruchtbar bleiben, dürfen wir nicht aus den Augen verlieren, was höhere Einsicht von Mensch und Welt offenbart hat.

Wir stellen daher im folgenden nicht mehr fest, was unter der Qual der Unfreiheit in Welt und Mensch alles *vorkommen* kann. Wir ziehen auch die vielen Wege nicht nach, die auf der verzweifelten Suche nach Freiheit eingeschlagen worden sind. Dagegen suchen wir darzutun, was auf den Irrwegen, die einzelne Gefangene eingeschlagen haben, an krankhaften Besonderheiten sich herausgestellt hat. Das wird uns mit weiteren Möglichkeiten des Daseins vertraut machen. Darüber hinaus versprechen wir uns davon jedoch auch einen Fortschritt für die Seelenheilkunde.

Es ist vorgekommen, daß Gefangene an den Qualen, denen sie sich nicht gewachsen gezeigt haben, zerbrochen sind. Zuerst sind sie in Lethargie, eine Art geistigen Winterschlafs, ausgewichen, in der Hoffnung, aus diesem beim ersten Sonnenstrahl wieder zum Leben erwachen zu können. Ein Winterklima kann jedoch so lange anhalten, daß der Lebenswille erlischt und auf irgendeine Weise dann der Tod gesucht wird. Es kann aus der Winterschlafsituation heraus jedoch auch geschehen, daß die eingenommene Erstarrung zur Gewohnheitshaltung wird und der einzelne deshalb nicht mehr ins Leben zurückkehrt: daß er verrückt wird. Aus Verzweiflung an sich sind einzelne verrückt geworden und sind es über Jahre geblieben.

Hört man die Ansicht der Psychiatrie, ob die seelischen Bedrängnisse und Belastungen durch Krieg und Gefangenschaft die Zahl der Psychosen vermehrt haben, so erhält man eine verneinende Antwort. Nur die abnormen seelischen Reaktionen seien unter der Einwirkung großer Belastungen häufiger geworden. Geisteskrankheiten dagegen hätten sich unter Kriegsumständen nicht vermehrt. Schizophrenie und Cyklothymie seien in der Anlage begründete Geisteskrankheiten, die durch äußere Einflüsse weder verursacht noch entscheidend verschlimmert werden könnten.

Es ist nicht unsere Absicht, diese praktisch erprobte, durch Statistik und durch wissenschaftliche Thesen gestützte Auffassung zu bekämpfen. Dies, zumal die Wissenschaft selbst Fälle erwähnt, die ihr widersprechen. Es heißt dazu, Ausnahmen bestätigen die Regel. Beachten wir jedoch, daß Regeln nur so lange von der Ausnahme bestätigt werden, als sie es aushalten, von den Ausnahmen ausgenommen zu werden. Wir wollen dagegen versuchen, durch Analyse von Einzelfällen die Festlegung in vertraute psychopathologische Begriffsbildungen aufzulockern. Die neuen Einsichten in das Wesen von Mensch und Welt sind uns dabei eine willkommene Hilfe bei neuen wissenschaftlichen Festlegungen.

Der Begriff der Geisteskrankheit, insbesondere der Schizophrenie, soll erneut in Frage gestellt werden. Die Zeit ist reif, die Grundlagen eines Teils der klinischen Psychiatrie abermals einer kritischen Prüfung zu unterziehen. Damit verbunden ist der Versuch, die in psychiatrischen Begriffsbildungen festgefahrene Lehre vom schizophrenen Seelenzustand zu erschüttern und der Psychiatrie neues Blut zuzuführen. Die Alternative von Prozeß und Entwicklung, die nach JASPERS das Geschehen des abnormen Seelenlebens bestimmt, hat sich überlebt. So klärend sie eine Zeitlang gewirkt hat, so sehr ist sie jetzt im Wege, wenn man im Verstehen des Verrücktseins voranzukommen versucht.

Man hat sich, im Bestreben das Wesen der Geisteskrankheiten zu begreifen, objektiv erklärend oder subjektiv verstehend bislang entweder auf materielle Gegebenheiten gestützt oder aber versucht, psychologisch weiterzukommen. Dabei sieht es schon geraume Zeit ganz so aus, als ob mindestens die psychologischen Methoden nicht mehr viel herzugeben vermöchten. Im Fragen nach Mensch und Welt sind wir dank der HUSSERLschen Phänomenologie und der HEIDEGGERschen Ontologie weitergekommen. Wir sehen angemessener als zuvor, was Dasein, was Welt ist und wie es mit dem Menschen in dieser Welt bestellt ist. Solche Horizonterweiterung aber erlaubt es auch dem Psychiater, sich angesichts geeigneter Fälle auf das, was er unter Geisteskrankheiten versteht, von neuem festzulegen.

Wir betrachten in die Irre führende Versuche, der Gefangenschaft zu entkommen. Ist es gelungen zu zeigen, warum der und jener Versuch, der einen Abnormen anfänglich scheinbar frei machte, nur in die Narrenfreiheit geführt hat, werden vielleicht auch der Rechtsprechung, die sich mit der Frage erlebnisbedingter Geistesstörungen auseinanderzusetzen hat, neue Möglichkeiten an die Hand gegeben, die Zuerkennung einer Rente für Geistesstörungen, die in Gefangenschaft oder unter anderen bedrückenden Verhältnissen aufgetreten sind, zulänglicher zu begründen. Schließlich kann man hoffen, sich auch zu Fällen von wesensveränderten Heimkehrern einsichtiger als bisher äußern zu können.

V

Im Wolkenkuckucksheim

Es war wegen Selbstgefährdung zur Einweisung und richterlichen Verwahrung des Franziskus KLEINKNECHT gekommen. Verschiedentlich schon war der Versuch gemacht worden, den Umherirrenden einer Krankenanstalt zuzuführen. Zu befürchten war, daß er, der im November noch im Freien nächtigte, auf dem Felde erfrieren würde. K. war in gottgewolltem Auftrag 1953 von Rosenheim nach Kufstein mit einem Rucksack und zwei Koffern unterwegs. Als einer davon ihm zu schwer geworden war, hatte er ihn einfach am Straßenrand stehen lassen. Er ließ ihn sich von der Polizei auch nicht wieder aufdrängen. Besitz bedeutete für K. nichts. Er erklärte, mit Christus in direkter Verbindung zu stehen und den von diesem übermittelten Befehlen blindlings Folge zu leisten. Gott selbst gebe ihm Anweisung, rufe ihn beim Vornamen und habe ihn auch schon manchmal zurechtgewiesen. Durch das Verhalten der Menschen, insbesondere auch der Polizei, werde er leider immer wieder daran gehindert, den ihm erteilten göttlichen Befehlen nachzukommen.

Anfangs verhielt sich K. in der Klinik ablehnend und gab auf Fragen, insbesondere wenn sie sich auf seinen Wahn bezogen, kaum Antwort. Er stand offensichtlich unter dem Einfluß akustischer Halluzinationen. Mit dem empfindlichen, oftmals pikierten Kranken gelang es erst im Lauf der Zeit, in Kontakt zu kommen. In steigender Mitteilungsbereitschaft gab er schließlich immer mehr aus seinem Leben zum besten und war zur Erklärung seiner Verhaltensweisen bereit. Gegen seine Unterbringung hat er laufend protestiert. Im Zusammenhang mit dieser hatte er eines Tages auch die Eingebung, er sei von Gott zum Freiherrn und österreichischen Staatsbürger ernannt worden. Dementsprechend seine Briefe an den Hochwohlgeborenen Herrn Österreichischen Konsul in München und das Bundeskanzleramt in Wien, voller Klagen darüber, festgehalten, belogen, zynisch behandelt und malträtiert zu werden. Dennoch bittet er, den Fall politisch nicht ausschlachten zu wollen. „Nehmen Sie auch bitte als erste traurige Amtshandlung die Wahrung des Zivil- und Bürgerrechts eines Landesbewohners mit echt österreichischem Charme, aber auch mit klarer Konsequenz wahr." Im Namen Jesu Christi grüßt er „mit frohem Alpengruß". Die Diagnose an das Verwahrungsgericht lautete auf paranoide Schizophrenie.

Mit derselben Diagnose war K. schon im Sommer 1955 drei Monate in einer badischen Heilanstalt untergebracht. Auch hier hatte er angegeben, von höherer Warte angesprochen zu werden. „Ich glaube, daß ich es sehr ernst nehme mit Gott. Das mag bei anderen Menschen sonderbar gewirkt haben ... ich habe eigentlich keine Angst. Ich werde demütig, damit ich keine Angst habe." Schon seit 1949 stehe er unter dem Einfluß religiöser Eindrücke, die nach dem Urteil der Ärzte „nur als psychotisch gewertet

werden können". Dieses Urteil stützte sich u. a. auf die von K. gezeigte Art
„vollendeter Christlichkeit", die ihn „manchmal wie eine Gestalt aus dem
Neuen Testament erscheinen ließ". Mit seinen Visionen und seiner über-
triebenen Geziertheit macht er entschieden den Eindruck des Krankhaften.
Dies um so mehr, als K., der sich gern der Methode der sanften Gewalt be-
diente, in seinen schriftlichen Ergüssen über Religiöses und Künstlerisches
sich recht verschroben und zugleich platt ausgedrückt hat. Ein seitenlanges
Elaborat beginnt mit geschraubten Auslassungen über den Allmächtigen, der
„an sich" unerforschlich sei. „Gerade diese unbezweifelbare Tatsache schafft
jene Glaubenssphäre, die Gott zwischen sich und dem Geschöpf Mensch er-
richtet hat." Das Schriftstück kommt aber sehr bald auf den Autor zu
sprechen. „Als Kind war ich körperlich überdurchschnittlich; geistig bewegte
ich mich in romantischen Bahnen." Er erwähnt dazu Aufsätze „im lyrisch-
epischen Stil", Begeisterung für Heldengestalten, Liebe zur Kunst und
Ästhetik, „starke Hinwendung zum pädagogischen Wirken". Um seinen
Ruf als guten Gesellschafter nicht zu gefährden, habe er sich stets bestrebt,
„irgendwelche Menschen mir nicht zuvorkommen zu lassen". „Im stillen
stets an etwas Höheres glaubend" kam er zur Kriegsschule. „In diese Zeit
fallen meine ersten Goethe- und Heinrich von Kleist-Studien." Die Auto-
biographie fährt in solch selbstgefälliger Art fort, um am Ende von der
tiefen Erschütterung und religiösen Erweckung zu berichten, welche die Erlebnisse der Kriegsgefangenschaft bei ihm bewirkt hätten. „Hinter Kerker-
mauern in den Jahren 1949/51 erlebte ich die geistige Vervollkommnung
auf der Linie meiner bisherigen Errungenschaften seltenen Ausmaßes und
gewinne den beseligenden direkten Kontakt mit dem Heiland Jesum Chri-
stum und werde in ein verklärendes Himmelkraftfeld erhoben … Es sei
unser Trost und unsere Gewißheit: Der Herr ist da!"

Von der kleinstädtisch-bürgerlichen Welt des K., der er betont den Rücken
kehrt, wissen Ehefrau und ein Freund zu berichten. K. hat nach dem Volks-
schulbesuch Friseur gelernt und als solcher bis zur Einziehung zum Militär
1937 gearbeitet. 1944 brachte er es zum Leutnant, „ein exakter junger Offi-
zier mit tadelloser Haltung, auch in der Gefangenschaft". Seiner Frau, die
er 1942 geheiratet hat, hatte er in der ersten Zeit durch seine überaus liebens-
würdige, fast übertrieben feine Art Eindruck gemacht. Im näheren Umgang
mit ihm stellte sie zu ihrem Leidwesen aber fest, daß er ein fanatischer
Gegner der katholischen Kirche war Dennoch gab sie die Hoffnung nicht
auf, sie würde sich in diesem Punkt mit ihm finden. Die Religion jedoch
blieb das heikle Thema in der schon unter Schwierigkeiten geschlossenen
Ehe, die auch sonst durch die oft heftige, sprunghafte und fanatische Art
des K. für die Frau aufreibend war. Oft mußte sie bangen, nach liebe-
vollsten Zeilen Sätze nationalsozialistischer oder atheistischer Prägung zu
finden, die sie in ihrem Glauben verletzten. Aufs höchste überrascht war sie
daher, aus der Gefangenschaft Schreiben zu bekommen, in denen K. sein

„tiefes Gottvertrauen" zum Ausdruck brachte und einen völligen Gesinnungswandel glaubhaft machen wollte.

In jugoslavischer Gefangenschaft war K. von 1945 bis Januar 1952. Seine eigenen Berichte über diese Zeit werden durch die ausführlichen Angaben zweier mitgefangener Kriegskameraden ergänzt, die mit ihm Offizierslager und Gefängnisleben geteilt hatten. Nach diesen war K. anfangs in bester körperlicher Verfassung, „ein Bulle", der Sport trieb, ein guter Kamerad, der als einer der besten Schachspieler des Offizierslagers galt. Der verlangten Unterwerfung unter den Kommunismus hat er sich nicht gebeugt. Infolgedessen kam es lange nicht zu seiner Repatriierung. K. wurde vielmehr der Gruppe der Kollektivkriegsverbrecher zugeschlagen. Das bedeutete endlose Verhöre mit vielerlei Martereien, und es gab nur die Wahl, das Ungeheuerlichste an erdichteten Kriegsverbrechen unterschriftlich zuzugeben oder sich langsam zu Tode quälen zu lassen. Das hat K. mit seinem ausgesprochenen Gerechtigkeitssinn, „man muß schon sagen Fanatismus", ganz durcheinander gebracht. Ein Mitgefangener hat sich in seiner Zelle erhängt, und er selbst hat wohl auch Versuche dazu gemacht. Im Militärgefängnis zu W. bekam K. seine Anklageschrift in die Hände, auf der zwanzig der schlimmsten Verbrechen verzeichnet waren. „K. war nun in jammervollem Zustand. Ich kannte ihn kaum wieder. Ich richtete ihn aber auf und gab ihm Hoffnung. Zusammen standen wir dann in der Verhandlung, in der K. zum Tode verurteilt wurde. Wir kamen dann ins Zuchthaus nach S., wo K. im Keller mit anderen Todeskandidaten untergebracht war. Das bedeutete, daß er unter unmenschlichen Verhältnissen ein halbes Jahr auf seine Erschießung hat warten müssen. Wir kamen nach der Begnadigung wieder mit K. zusammen. Auf K. hatten sich die Erlebnisse verheerend ausgewirkt. Er war geistesgestört oder zumindest kompliziert geworden. Es gab mit ihm immer Reibereien und er wurde, da ich großen Einfluß auf ihn hatte, schließlich auf meine Stube gelegt ... K. machte uns große Schwierigkeiten, verstieß dauernd gegen die Disziplin und war auch gewalttätig. Oft war er auch staunenswert gutmütig, aber dann auch wieder unberechenbar zornig. Haare schneiden lehnte er ab, und da alles Zureden nicht half, mußten ihm die Haare gefesselt abgeschnitten werden."

Aufschlußreicher noch ist die Schilderung des Regierungsrates Herrn von B. Kameradschaftlichkeit, Freundlichkeit und Höflichkeit haben sich bei K. immer mit einer gewissen Gespreiztheit verbunden. Irgendwoher habe r immer ein Stück weißes Papier und eine Kerze zu organisieren gewußt und die Kameraden in der durch gefundene Kunstdrucke geschmückten Unterkunft mit selbstgekauften Speisen traktiert; er sei lernbegierig und bildungshungrig gewesen. Von jugoslavischer Seite sei nachdrücklich der Versuch gemacht worden, ihn zum Kommunismus zu bekehren, um so mehr als er einfacher Abstammung war und schon auf der Kriegsschule immer gefürchtet hatte, er werde als Parvenu angesehen. Da die Bekehrungsversuche nichts fruchteten, habe man ihn eingesperrt und der Folter unterworfen. Nach

14 Tagen habe K. durch Blanko-Unterschrift sich zu einer großen Zahl von Kriegsverbrechen bekannt, ohne sie jemals begangen zu haben. Der Sonderbehandlung sei es gelungen, in ihm den Glauben an die menschliche Würde zu zerstören und sein Ehrgefühl zu brechen. Aus der Folterkammer sei er mit anderen zum Tod Verurteilten ganz verwirrt und verzweifelt zurückgekehrt. Vier Wochen lang habe sich sein Denken um die Blanko-Unterschrift bewegt, die auch andere mit Kriegsverbrechen belastet habe. Er habe den Tod gewünscht und gesucht, aber dann auf einmal in der Religion Halt gefunden. Im Anschluß an die schrecklichen Verhöre hätten sich fast alle tausend Gefangenen dem christlichen Glauben wieder aktiv zugewandt. Dennoch, – stundenlang habe K. sich nicht vom Fleck gerührt, in eine Ecke gestarrt und sich offenbar in Gedanken bewegt, die Kriegsgefangenen im allgemeinen fern gelegen hätten. Ins Zuchthaus verbracht habe K. alle ihm angewiesene Arbeit mit Gleichmut, ja mit Sturheit verweigert. Selbst die schlimmsten Strafen hätten ihn nicht zu ändern vermocht. Mehrfach sei er bei großer Kälte nackt in einen Keller gesperrt und mit Wasser übergossen worden, so daß er schließlich vor Erschöpfung zusammengebrochen sei. Schließlich habe seine verzweifelt gelassene Haltung jedoch dazu geführt, daß er Narrenfreiheit bekommen habe. Von nun an habe er sich von keinem Wachtposten mehr etwas sagen lassen, habe sich ungeniert jedermann gegenüber geäußert, sich Zutritt zu allen Zellen zu verschaffen gewußt und, wenn der Posten ihn habe zurechtweisen wollen, ihn mit den Worten „ich bin ein freier Mensch und mache was ich will" beiseite geschoben. Nach Belieben sei er im Hof spazieren gegangen und sei auch der einzige gewesen, der im Lager lange Haare getragen habe. Als er eines Tages von vier Wärtern gefesselt und geschoren worden sei, sei er vier Wochen lang unbeweglich in einer Ecke gestanden und habe vor sich hingestarrt. Er habe keinen Selbsterhaltungstrieb gezeigt und sich ständig der Gefahr ausgesetzt, erschossen zu werden. Er habe viel vom Frieden und von Europa geredet und an Tito in Briefen Aufforderungen gerichtet. Solcher Schreiben wegen habe man ihn oftmals halb zu Tode geprügelt.

K. selbst berichtet von seinem Umbruch in Gefangenschaft dies: Eines Nachts sei er plötzlich erhellt worden, nachdem schon am Abend zuvor frisches Zeug ausgegeben und damit angedeutet worden sei, daß sich bald noch etwas ereignen werde. Man habe dicht beieinander gelegen, als er einen elektrischen Schlag verspürt und eine mit elektrischen Strahlen verbundene Stimme vernommen habe. Diese habe ihm verkündet, er hänge nun nur noch von Gott ab. Von nun an habe er sich anders verhalten können und sei dementsprechend auch als Sondermensch behandelt worden. Er habe im Lager als weißer Sperling gegolten. Durch sein Verhalten habe er ziemliche Gewalt gehabt und sich nicht gescheut, sich schriftlich mit Tito in Verbindung zu setzen und für das Recht der Gefangenen einzutreten. Vom besagten Erlebnis an habe er in einer anderen Welt gelebt. In dieser sei er verblieben, wenn er auch nach der Entlassung den Eindruck gehabt habe, den

Anschluß an die Wirklichkeit nicht mehr zu finden. Im Lager sei er alsbald ein Mann von Bedeutung gewesen, der die geistige Führung gehabt habe. Er habe mit der Methode der sanften Gewalt gesiegt, allerdings so auch oftmals Streitigkeiten unter den Gefangenen hervorgerufen. Immerhin sei er reinen Herzens geblieben und verzichte seitdem auf irdische Güter, um sich statt dessen ganz Gott anzuvertrauen. Gott werde ihm für die Liebe, die er ihm entgegengebracht habe, danken. Er selbst sei überweltlich und habe mit den einzelnen Konfessionen nichts mehr zu tun. Möglich sei, daß er eines Tages ein philosophisches Werk schreiben werde. Als einzigen Lohn erhoffe er sich die Liebe und Dankbarkeit des Herrn.

An der Grenze, im Januar 1952, wollte K. in die Welt der Gefangenschaft zurück. Wie er erklärte, wolle er nun erst recht Tito zum Europagedanken bekehren. Ein zugleich lächerliches wie entsetzliches Verhalten. Man brachte ihn zwangsweise nach Karlsruhe. Beim Wiedersehen mit seiner Frau steht er bewegungslos da. Dennoch geht es in den ersten Tagen ganz gut. Bald aber eckt er überall an. Er kann sich nicht zuhaus fühlen; bittet seine Frau, aufzuhören ihn zu lieben und erklärt, er wolle zur Mutter in die Ostzone, um dort seine Gedichte zu machen. Eines Tages war er weg, ohne Geld und ohne Papiere, um nach 5 Tagen mit der Erklärung an die Frau, er könne ohne sie nicht leben, wieder aufzutauchen. Bald war er in herzlicher Weise aufgeschlossen, bald danach aber von beleidigender Abwendung. Eine Arbeit nahm er nicht an. „Die Vögel unter dem Himmel haben auch nichts." Mit religiösen Gedanken war es in dieser Zeit nicht sehr weit her. Im Mai zog er in die Ostzone ab, unter Mitnahme eines Teils seiner Sachen. Die Frau hörte von ihm erst wieder durch eine Karte von dort aus dem Gefängnis, in der er schrieb, so als ob nichts gewesen sei. In der Ostzone hatte er abfällige politische Äußerungen gemacht, nachdem er schon im Westen bei den Behörden sich drohend geäußert hatte. Im Juni war er wieder zurück, erst kurz im Krankenhaus in Karlsruhe wegen einer Cystitis, dann in einer Heilanstalt. Von der Frau lebt er seither getrennt.

VI

Zum Verständnis des Verrücktseins

Der Fall K. könnte zum Thema einer Diskussion über den Zusammenhang zwischen Haft und Geisteskrankheiten werden. Auch Fragen der Berentung von Psychosen aus Anlaß im Wehrdienst erlittener Einwirkungen ließe er zu. Wesensänderung, Stimmungsschwankungen und Potenzstörungen des K. könnte man psychosomatisch interpretieren. Ob sich allerdings unserer Wissenschaft auf diesem Wege noch bedeutende Erkenntnisse zuneigen werden? – Alle diese Diskussionen um den angeschnittenen Fall liefen sicherlich bald auf einen Streit hinaus, ob eine Geisteskrankheit oder aber bloß eine abnorme Erlebnisreaktion vorliege. Bei solchen Gelegenheiten pflegt gewöhnlich die eine Partei der anderen unzulängliche Untersuchung oder Fehldiagnose vorzuwerfen. Auch in unserem Fall wird uns das wahrscheinlich nicht erspart bleiben.

Beharrt man vor der Lebensgeschichte des K. auf der Alternative Schizophrenie oder Haftpsychose, so ist das, was der Fall lehren könnte, ein für allemal unter Fachausdrücken begraben. Wenn es hoch kommt, würde er ls ungewöhnlicher Casus durch das Schrifttumsverzeichnis der Publikationen geschleppt. Hergeben würde er nichts. Daher trifft es sich gut, daß wir mittels der Phänomenologie inzwischen eine neue, präzisere Art zu sehen und von HEIDEGGERS Ontologie neue Weisen des Denkens gelernt haben. Dadurch bereichert ist es möglich, daß wir, ohne uns als Wissenschaftler etwas zu vergeben, auf einem Boden, der bislang der Bearbeitung durch Erzähler und Moralisten vorbehalten geblieben war, unsere Feststellungen und Entdeckungen zu machen vermögen. Sie laufen auf eine tiefgründigere Lehre vom Verrücktsein hinaus.

Franziskus KLEINKNECHT ist, daran ist kein Zweifel, verrückt. Sucht man allerdings seine Psychose lediglich psychopathologisch zu erfassen, bleibt man, was seine Verrücktheit betrifft, in den Kategorien der Naturwissenschaften oder der Psychologie stecken. Man kommt dem Verrücktsein des K. mit den bisherigen Methoden nicht auf den Grund. Dies, weil das Denken an den Grund seit langem nicht mehr geübt worden ist. Ein Weg, dem Wesen von Mensch und Welt und damit dem, was im Grunde ist und waltet, mehr als bisher nahe zu kommen, tut sich auf, wenn wir die Verrücktheit anders als bisher zu bedenken bereit sind.

Verrücktsein – der Ausdruck sollte auf seinen wahren Sinngehalt untersucht werden. Verrückt sind Menschen, die aus dem Rahmen und aus der Rolle gefallen sind und von einem bestimmten Zeitpunkt an außerhalb stehen. Fügen wir gleich hinzu, daß solches nur in menschlichen Bereichen vorkommen kann. Tiere können nie aus der Rolle fallen und damit auch nicht verrückt werden. Instinktiv weiß ein Tier, was es zu tun, wie es sich zu verhalten hat. Demgemäß ändert sich durch sein Sein in seiner Umwelt Entscheidendes auch nicht. Nur indem Dasein zeitigt und Raum erschließt, ist auch Welt. Nur so ist auch Verrücktheit erst möglich. Tiere haben nur Umwelt. Verrückt-sein setzt voraus, daß der Mensch seinem Wesen nach von dem, was ist, in Anspruch genommen werden kann und dadurch befähigt ist, über sich und seine Welt hinauszuwachsen.

Ver-rückt im wahren Sinne des Wortes, das ist freilich nicht jeder Verwirrte oder Bewußtseinsgetrübte, auch nicht jeder, der unter krankhaften Verstimmungen leidet. Verrücktheit liegt auch nicht ohne weiteres vor bei einem Kranken, der halluziniert. All das gehört auch zu den Möglichkeiten tierischen Lebens. Es handelt sich in solchen Fällen um psychische Störungen aus naturwissenschaftlich oder psychologisch faßbaren Ursachen. Der Mensch kann nur verrückt werden, weil er auf Geist angelegt ist. Ohne Geist keine Verrücktheit!

Eine verrückte Person hat sich, sei es unter somatisch-toxischen, sei es unter psychischen Einflüssen festgefahren. Sie, die entsprechend ihrer menschlichen Artung im Setzen von Zielen ebenso wie im Besorgtsein um das Zukünftige bisher sich vorweg war, ist in einem meist einmaligen ekstatischen Entwurf des Über-sich-hinaus auf ein Letztes gekommen. Unseligerweise ist sie diesem Letzten alsbald verfallen.

Dasein, das sich vorweg ist, hat ständig auch die Tendenz, an Welt und damit an Seiendes zu verfallen. Wie wir schon gesagt haben, kann man sich leichter als man glaubt, in der Befindlichkeit des Verfallenseins aushalten. Die Stadien philiströser Behaglichkeit können langdauernd sein. Im speziellen Fall der Verrücktheit freilich hat die Befindlichkeit des Verfallenseins einen anderen Charakter. Wer als Verrückter sich auszuhalten hat, lebt in einer besonderen Anspannung. Nicht von ungefähr spricht man im Umkreis des Verrücktseins auch von „Besessenheit“. Besessen kann nur werden, wer über aktualisierbare intellektuelle Fähigkeiten, über Bewußtseinsklarheit und Selbstbehauptungswillen verfügte. Nur indem er sich dieser den Menschen eigentümlichen Fähigkeiten bedient, kann jemand überhaupt irre sein. Nur im eigenwilligen Trotz gegen die sich wandelnde Welt, die von einem bestimmten Zeitpunkt an nicht mehr die seine ist, mit der er aber doch ständig zu tun hat, kann er sich als Verrückter aushalten. Infolge seines irrigen Verharrens außerhalb des Geschehens, vom Geschehenden jedoch nicht in Ruhe gelassen, ist der Verrückte zwiespältig und schrecklich dran. Daher seine Stimmungsschwankungen und seine Unberechenbarkeit. Aus all diesen Gründen aber auch wiederum ist es nicht mit ihm auszuhalten.

Nun zurück zum Fall KLEINKNECHT. Was hat sich in der Gefangenschaft mit ihm ereignet? – Wie viele andere ist K., als er in der Todeszelle dem Nullpunkt nahe war, in Anspruch genommen worden. In Anspruch wovon? – Von der Seinswirklichkeit, die hinter dem Nihilismus, der ganz unverhüllt zutage getreten war, sich verbirgt. Vom Verborgenen her hat es ihn, wie von der anderen Seite des Monds her, überkommen, so daß er endlich versucht hat, dorthin zu hören und zu denken. Lange Subjekt und Objekt des Nihilismus zugleich und gerade deshalb plötzlich ins Licht des Seins gestellt, hat sich ihm eine neue Welt aufgetan. Beinahe nur noch ein Nichts, hat sich ihm an der Grenze zum Nichts etwas, dank seines Leidens, entdeckt: so bedeutend, daß es sich um dessentwillen zu leben wieder verlohnte. Bisher fanatischer Nationalsozialist und Atheist und damit grundsätzlich dem abgeneigt, was schon seit langem zu bedenken gewesen wäre, war er – in seinem Wesen aufs neue in Anspruch genommen – nun auf einmal Wahrnehmungen ausgesetzt, die ihm bis dahin verschlossen gewesen waren. K. fühlte sich angesprochen, aufgerufen vom Verborgenen der Welt, der er mit Seinesgleichen ausgesetzt war. In tiefer Existenznot

56

sprach der Zuspruch des Verborgenen KLEINKNECHT auf sein Wesen an und rief in ihm Wesen hervor. Dies unter katastrophalen Umständen in solcher Dichte, daß K. das, was ihn da auf metaphysische Weise in Anspruch nahm, schließlich auch physisch zu hören vermeinte. „Er hat die Stimme Gottes gehört." Von nun an fühlte er sich nicht mehr allein, vielmehr empfand er sich im Zustand der Gnade, gehoben, ausgezeichnet.

Wesen ist in K. vom Verborgensten hervorgerufen worden. Jedoch kaum, daß er auf seine Weise zum Wesentlichen hin die ersten Schritte getan hat, ist er in seiner Schwäche auch alsbald schon dem, was sich dadurch als eine neue Welt konstituiert hat, verfallen. Bereit, sich der neuen Welt, die sich ihm in seiner Not eröffnet hat, zu überlassen, wurden ihm neue Wahrheiten zuteil, erkannte er die Schönheiten, die jene Welt verspricht, hat er die neuen Wahrnehmungsmöglichkeiten, die in ihr beschlossen liegen, gespürt. Hätte er sich doch dem, was sich ihm in blitzartiger Erleuchtung enthüllt hat, gebeugt! Anstatt sich ihm andächtig-demütig-beglückt zu nähern und damit weiter im Licht zu verweilen, hat er gierig Besitz zu ergreifen versucht. Alsbald hat er sich angeschickt, auf dem leuchtend sich zeigenden Grund Pfähle einzurammen. Auf ihm hausend, hat er ihn als sein Reich usurpiert. Ein Weg, in der Gnade begonnen, hat schon an der ersten Biegung in die Irre geführt.

Bemächtigung als Ergebnis eines äußersten Versuchs, sich im Inferno des Nihilismus auszuhalten! Einen Irrweg wie diesen werden alle Einsichtigen für verhängnisvoll halten. Dies umso mehr, je deutlicher die Züge des Unechten im Verhalten KLEINKNECHTS in Erscheinung treten. Wie sanft Gewaltausübung auch immer sei, als Mittel sich durchzusetzen dient sie dazu, dem Nihilismus weiterhin Nahrung zuzuführen.

Angesichts dessen, was sich in Lagern zugetragen hat und weiterhin zuträgt, hat man vielfach reuig bekannt, man hätte auf das, was aus dem Mund Hellsichtiger schon nach dem ersten Weltkrieg zur Sprache gekommen ist, hören sollen – etwa auf die unvergeßlichen Worte der Elsa BRANDSTRÖM aus sibirischen Gefängnissen. Vergeblich, – denn der Betrieb pflegt die moderne Menschheit völlig in Anspruch zu nehmen. In Mußestunden werden zwar da und dort die Gemüter vom Wahrhaftigen für eine Weile gerührt, die täglichen Verpflichtungen jedoch pflegen das Denken davon abzuhalten, in der vom Herzen gewiesenen Richtung in Bewegung zu bleiben. Hinzu kommt, daß dem wissenschaftlichen Geist, der gegenwärtig noch herrscht, die dichterische und denkerische Aussage wenig besagt. Immer noch steht die erklärende Wissenschaft dem auf das nächste gerichteten Wahrnehmenwollen selbst im Licht.

Bei solcher Befangenheit nun können wissenschaftliche Erörterungen der von uns gepflogenen Art über das bloß Psychiatrische hinaus nützlich sein. Lernen wir aus den Worten begnadeter Leidender nichts, so lernen wir umso bereitwilliger aus der Pathologie. Für die, die ausschließlich wissenschaftlich eingestellt sind, muß die Weise, wie KLEINKNECHT in die Irre gegangen ist, jedoch aufschlußreich werden! Diejenigen insbesondere, die, über verborgene Wirklichkeiten wissenschaftlich erhaben, die Geschichte Gefangener auf der Grubensohle des Daseins als milieubedingt anzusehen gewohnt sind, könnten durch die Ontogenese einer Verrücktheit dazu gebracht werden, nachdenklicher zu werden.

Ebensowenig wie die Geschichte der dem Leiden ausgesetzten Erleuchteten mit der Formel „abnorme Erlebnisreaktion" sich abtun läßt, ebensowenig kann man dem, was im Fall K. sich in blitzartiger Erhellung aufgetan hat und was er, davon bewegt, noch heute bietet, mit dem Ausdruck „Haftpsychose" oder gar „Schizophrenie" gerecht werden. Die meisten, die ähnlichen Erfahrungen ausgesetzt waren, habe diese bei sich behalten. Offenbarungen, die einem an der Schwelle des Todes zuteil werden, setzt man nicht gern dem Gerede aus. KLEINKNECHT ist dem, was ihn kurzfristig in Anspruch genommen hat, verfallen. Er konnte, ja er mußte davon reden. Der Eigentlichkeit dessen, was ihn in Anspruch genommen hat, hat er sich dadurch allerdings alsbald entzogen. Für Augenblicke nur den Nihilismus hinter sich lassend, hat er, im Licht des Seins stehend, von dem was ihm bis dahin verborgen war, im ekstatischen Zustand metaphysisch vernommen. Alsbald aber hat er aus seinem Erlebnis ein Ereignis gemacht. Damit hat er sich weiteren echten metaphysischen Erfahrungen verschlossen. Dennoch hat ihm seine Erfahrung Kraft und Mut verliehen, sein Leben im Dienst einer für ihn bedeutungsvoll gewordenen Sache aufs Spiel zu setzen. Unter dem Druck seines von sanfter Gewalt bestimmten Vorgehens taten sich von den Wachen gehütete Tore vor ihm auf. Mit Staunen hat man das im Lager bemerkt. Bald aber ist ihm diese Haltung zum Spiel geworden, zum Spiel mit seinem eigenen Leben. Aus dem Manne, der ein Heiliger hätte werden können, wurde ein Narr, der eine unernste Freiheit im Lager genoß; ein Narr, der sich fortan unter Verzicht auf Welt und Selbstachtung aushielt.

Mochte diese possenhafte Art unter Lagerumständen noch hingehen, so ist sein Verhalten von der Entlassung an vollends zur Farce geworden. Welch fragwürdiges Gebaren, am Tor zur Freiheit in die Gefangenschaft zurückkehren zu wollen, um bolschewistische Machthaber zum Freiheitsgedanken zu bekehren! Wahrlich absurd, aber doch auch verständlich, dank einer tieferen Einsicht in das Wesen des Menschen. Person und Welt sind, indem sie aufeinander angewiesen sind, da. Indem der Mensch sich aufhält, *ist* er bei den Dingen seiner Welt. Metaphysisch in Anspruch genommen und plötzlich einer neuen Welt zugeneigt, hat K. sich von der Welt, in der er sich bisher aufgehalten hatte, losgesagt; so sehr, daß er ihre Wirklichkeiten zu verlieren begann. Sich an Metaphysisches als ein Letztes klammernd, hat er den Boden unter den Füßen verloren.

Dennoch und gerade deshalb erhebt K. von nun an den Anspruch, als ein Ausgezeichneter allenthalben bevorzugt zu werden. Weiß er sich nicht seit jener Kerkerszene als der Neffe Gottes? – Mit der Geste der Herablassung, als ein Sendbote, erhebt er von nun an unentwegt Forderungen an die alte

Welt, in die er zurückgeschickt worden ist. Auch in der Heimat bedient er sich, wo es irgend geht, der Methode der sanften Gewalt. Bei einem ehemaligen Lagerkameraden eingeladen, kauft er von seinen letzten dreißig Mark Blumen, um am Ende des Abends bei seinem Gastgeber Geld zu leihen. Er wünscht weder Eigentum noch Wohnsitz, nimmt sich daraus aber das Recht, Amtsstellen, mit denen er dieserhalb immer wieder in Konflikt kommt, mit unerhörter Anmaßung zu begegnen. Er scheut kein Mittel, sich in seiner höheren Welt halten zu können. Diese verpflichtet ihn deshalb auch zu einem Ritual, das in körperlichen Übungen und feierlichen Waschungen besteht, und zu bestimmten Verboten, vor allem sexueller Art.

Dies nicht ohne besonderen Grund: Von seiner Frau will er nicht mehr geliebt werden, weil er fürchten muß, daß deren Liebe ihn aus seinem Wolkenkuckucksheim in den Alltag zurückzwingen könnte. Der Arbeit geht er aus dem Weg, weil sie ihn aus der Sphäre des ehemaligen Offiziers und jetzigen Propheten herausreißen und ihn wieder der Welt des kleinbürgerlichen Friseurs und Angestellten aussetzen würde. Er hat mehrfach künstlerische und philosophische Werke in Aussicht gestellt; aber zu schöpferischer Produktivität hat er nicht das Zeug. Seine Gedichte sind schlechte Gartenlaube, sein gestelztes Denken bewegt sich in unverdaulichen Phrasen. Seine Religiosität ist ebenso fadenscheinig, wie sein betont bescheidenes Pathos ölig ist. „Göttliche Eingebungen" sollen ihm aus schwierigen Situationen helfen. Gott, dem er auf die geschilderte Weise zu dienen behauptet, hat allen Anlaß, ihm dankbar zu sein.

Kleinknecht gehört zu denen, die aus einer metaphysischen Welt, die sich in den Umständen der Gefangenschaft aufgetan hat, nicht mehr zurückgefunden haben. Außer sich geraten, sind sie in mystischer Höhe verblieben. Dort halten sie sich dadurch aus, daß sie sich ans Idealische klammern. Im Grund ist damit immer eine Verrückung erfolgt. Im Falle des K. ist diese in eine Geistesstörung ausgeartet. Für Augenblicke in einem rein geistigen Vorgang aufgehend, hat er diesen in die irdisch-alltägliche Dauer hineingezogen. Er hat das ihm zuteil gewordene Erlebnis zum Geschehnis gemacht. Er tat keinen Schritt, der ihm geholfen hätte, aus der metaphysischen Welt in die reale Welt zurückzukehren. Der Mühe und Verantwortung, die es in der heimatlichen Kleinstadt wieder auf sich zu nehmen gegolten hätte, hat er ein Verweilen im Wolkenkuckucksheim vorgezogen. Um sich als Verrückter, fern der Wirklichkeit, in seiner hohen Scheinwelt aushalten zu können, ist er einem Standpunkt verfallen, hat er auf Redlichkeit und männlichen Ernst verzichtet.

Eine seiner ungewöhnlichsten Praktiken, die ihm unbequeme niedere Umwelt zu verleugnen, besteht darin, sich in psychiatrische Kliniken und Heilanstalten, in Arrestzellen und Gefängnissen unterbringen zu lassen. An Stätten der Unfreiheit nämlich erst pflegt ihn und seinesgleichen der Schein höheren Ansehens und traumhafter Freiheit gloriolenhaft zu umgeben.

Im erwähnten Buch von Jürgen RAUSCH wird deutlich, wie der Wahrhaftige, der Gefangenschaft ausgesetzt, das, was vorliegt zu entschleiern und damit zu Wesenheiten vorzudringen vermag, die sich ihm auf gewöhnlichem Wege wohl nie eröffnet hätten. Der Mensch jedoch ist Möglichkeit, die sich verfehlen kann. Die sorgfältige Darstellung einzelner Fälle von Verrücktheit nun erlaubt, gewisse Verfehlungen in den Rang des Beispielhaften zu erheben. Auf diese Weise wird dem, was Dichter und Denker, dem Nihilismus nachspürend, an Einsichten zu vermitteln versuchen, wissenschaftlich Nachdruck verliehen.

VII

Klinische Nachlese

Es handelt sich bei K. nicht um eine Schizophrenie. K. bietet zwar Züge von Autismus, Verschrobenheit, Manieriertheit, wirkt auch kontaktschwach, oft lahm, ist, anscheinend unmotiviert, dann wieder gereizt und aggressiv, so daß man klinisch nicht umhin kann, Gefühlsambivalenz und affektives Gespaltensein zu diagnostizieren. Was die Denkweise des K. anbelangt, so ist sie in den Krankenpapieren nicht zu Unrecht als sprunghaft und verschroben, verstiegen und gelegentlich auch als läppisch bezeichnet worden. In der Vorgeschichte findet sich ein vier Wochen anhaltender Stupor, hinzu kommen von einer fremden Macht eingegebene Gedanken und das vorübergehende Lautwerden einer übernatürlichen Stimme.

Wenn aber die analytische Durchdringung der Persönlichkeit des K. möglich ist, wird der Kliniker in uns entschieden die Auffassung vertreten, schizophren sei K. eben nicht. Diese Ansicht gründet sich darauf, daß die Verhaltensweisen des Kranken, sein Denken und Fühlen, seine Manieren und Verschrobenheiten, ja selbst der katatone Stupor einfühlbar geworden sind, während das Wesen der Geisteskrankheiten, wie seit JASPERS gelehrt wird, auf grundsätzlicher Uneinfühlbarkeit beruht.

Wir wollen noch von der körperlichen Verfassung des K. sprechen. Im Lager, vor Ausbruch der Psychose, hat K., wie wir von Kameraden wissen, das Bild eines sportgestählten, muskulösen, vitalen Menschen geboten. Nun macht er einen körperlich dysplastischen Eindruck. Ein etwas zu großer Kopf mit selbstzerquält-ironischen Zügen sitzt auf einem knochigen, ziemlich mageren Körper, der einen dürftigen Eindruck macht. Offenbar hat im Zusammenhang mit der psychischen Wandlung des K. sich ein Konstitutionswandel vollzogen. Dennoch wird man kaum Gründe finden, zu behaupten, es handle sich, – wie das theoretisch ja für das Zustandekommen der Schizophrenie meist unterstellt wird – um seelische Veränderungen auf der Grundlage krankhafter körperlicher Vorgänge, um eine sogenannte Somatose. Der „Prozeß", der sich vollzogen hat, vollzog sich durchaus aus geistigen Ursprüngen und hat K. sowohl in seelischer als auch in körperlicher Hinsicht verwandelt.

Werfen wir, im Bestreben, die Diagnose Schizophrenie zu entkräften, noch einen Blick auf die psychotherapeutische Beeinflußbarkeit des K., so ergibt sich, daß im Lauf seines Klinikaufenthaltes der Wahn des K. keineswegs unbeeinflußbar geblieben ist. Nicht, daß es gelungen wäre, die bei K. vorliegende Psychose zu heilen. K. war am Ende des Klinikaufenthaltes noch durchaus verrückt. Seine Haltung unterschied sich jedoch deutlich von der, die er nach seiner Einweisung in den ersten Wochen geboten hat. Während er sich anfangs höchst gereizt und anmaßend gab, und an der Göttlichkeit seiner Eingebungen wie seiner Mission keinerlei Zweifel aufkommen lassen wollte, hat es später eine Phase gegeben, in der K. sich in der Diskussion immer weiter aufschloß, keine Eingebungen mehr vernommen und in seiner hochmütig-gestelzten Art nachgelassen hat, so daß schon die Hoffnung laut wurde, K. werde den Schritt aus seiner Transzendenz zurück ins Alltägliche wagen. Was von ihm psychotherapeutisch gefordert wurde, war jedoch anscheinend zu viel. K. entglitt uns wieder und hat sich schließlich wieder in seine verrückte Welt zurückgezogen. Dies allerdings nicht ohne deutliche Zeichen innerer Veränderung. Die Anmaßung, die er immer noch zeigt, scheint erheblich gedämpft. Er unterläßt es, sich predigend an alle zu wenden, sondern versucht nur noch missionierend, den einen oder anderen auf Station an sich zu ziehen. Den Ärzten gegenüber hat er sich ein krampfhaft wirkendes, spöttisches Lächeln zu eigen gemacht. Von Halluzinationen hat er nie mehr gesprochen, und über seine Eingebung schweigt er sich mit bedeutendem Blick aus. Sein Auftreten im ganzen ist viel weniger selbstsicher, und was seine Pläne betrifft, so hat man in der Unterhaltung den Eindruck, daß K., der ehedem im höchsten Auftrag durch die Lande gezogen ist, nun ins Dahintreiben zu kommen droht. Mag sein, daß er einen Teil seines Selbstbewußtseins draußen wiedergewinnt. Auf die alte Höhe wird er es jedoch damit nicht wieder bringen. Schon das wäre ein psychotherapeutischer Erfolg, denn Selbstgefährdung in ehemaligem Umfang liegt unter solchen Umständen nun wohl nicht mehr vor.

Wenn nun aber die Diagnose Spaltungsirresein bei K. nicht sticht, was bleibt dann anderes übrig als anzunehmen, daß es sich um eine psychogene Seelenstörung, eine sogenannte abnorme Erlebnisreaktion handelt? – Abnorme Erlebnisreaktion oder Psychose, ein Drittes gibt es in der Psychiatrie bisher nicht. Zwar gibt es Fälle, die weder im einen oder anderen Begriff aufgehen, jedoch sind diese noch allemal dadurch bewältigt worden, daß man sich gesagt hat, das „Leben", die „Natur", die „Individualität" ließen eben oftmals „Mischformen", m. a. W. eine Symptomatik zu, die sich keinem der denknotwendigen psychiatrischen Schemata fügt. Daß die Psychiatrie mit dieser Ansicht auf dem richtigen Weg ist, wage ich zu bestreiten.

Für eine psychogene Störung sind die Symptome des K., wie der Fachmann sagen wird, ungewöhnlich. Gewiß, als Auslösung für die Seelenstörung des Falls läßt sich eine Ursache nachweisen. Auch ist die Haltung des K. verstehbar zu machen. K. beschäftigt sich inhaltlich auch mit dem Ereignis, das seine Wandlung verursacht hat. Was den Fall K. jedoch von der fachgerecht als „abnorme Erlebnisreaktion" bezeichneten Gruppe trennt, ist, daß es ihm auch unter veränderten Umständen nicht gelungen ist, sich von dem Schlüsselerlebnis frei zu machen, daß seine Persönlichkeitsentwicklung offenbar im Zusammenhang mit dem Erlebnis einen deutlichen Knick gezeigt und schließlich, daß er in wahnhaften Gedankengängen befangen ist und offenbar halluziniert hat.

K. ist, was auch immer diagnostiziert werden mag, keineswegs der einzige Fall seiner Art. Man kennt ähnliches aus der forensisch-psychiatrischen Literatur. Nicht selten entwickeln Inhaftierte psychotische Bilder mit Wahnbildungen und Halluzinationen. Die meisten lassen sich jedoch unschwer als Erlebnisreaktion klassifizieren, zweckhaft entstanden, aus Affektstauung entwickelt, der Angst entsprungen oder mehr oder weniger gespielt. Wenn die Haft behoben ist, klingt so etwas spurlos ab. Allerdings, immer wieder sind Fälle beschrieben worden, die ungünstig verlaufen. Seelenstörungen lebenslänglich zu Zuchthaus Verurteilter sind daher zum Anlaß besonderer Untersuchungen (E. RÜDIN) gemacht worden. Auch Einzelfälle von Residualwahn halluzinatorischen Ursprungs unter Haftumständen sind beschrieben (VILLINGER). Die Psychiatrie, für die seit JASPERS und Kurt SCHNEIDER Psychose und Reaktion Gegensätze sind, hat mit all diesen Fällen allerdings nichts Rechtes anzufangen gewußt. SCHNEIDER schreibt daher, „Psychosen Krimineller sind keine Erlebnisreaktion in unserem Sinne". Es handle sich um schwer verständliche Seelenstörungen. Von Reaktionen könne man nur insoweit sprechen, als mit allem menschlichen Leben ein Reagieren verbunden sei. Vorwiegend seien es rationale Reaktionen, die sich hier böten.

Der psychotische Fall KLEINKNECHT widerspricht dieser Ansicht zutiefst. Wenn sein Wesen dank neuer Grundlagen verständlicher geworden ist, so ist das noch nicht gleichbedeutend mit rationalem Erfassen. Gewiß hat das Verhalten des K. retrospektiv etwas Zweckhaftes und Überlegtes. Mag K. jedoch jetzt aus durchsichtigen Gründen psychotherapeutischen Anforderungen auch auszuweichen suchen: das Schlüsselerlebnis und die ursprüngliche Geisteshaltung des K. im Gefangenenlager haben mit Zweckhaftigkeit und Rationalität nicht das Geringste zu tun.

Fälle der vorgetragenen Art sprengen den Rahmen der akademischen Lehre. Sie zwingen dazu, außer Reaktion und Psychose noch ein Drittes in der Psychiatrie zuzulassen. Versuche in dieser Richtung sind immer wieder gemacht worden (R. GAUPP). Diese können jedoch, weil das Wesen solcher Fälle nicht hat enthüllt werden können, nicht befriedigen. Die zur Verfügung stehenden Methoden psychologischer oder naturwissenschaftlicher Art haben nicht genügt, sie durchschaubar zu machen. Erst die phänomenologische Hermeneutik hat, von ontologischen Grundlagen ausgehend, solche Fälle auch der Wissenschaft zugänglich gemacht.

Künftige Aufgabe wird es sein zu untersuchen, welche Geistesgestörten der Struktur des K. entsprechen. Die Gruppe, die wir als Fälle von Verrücktheit aus Verfallensein ans Verharren, kurz, als paranoische Geistesstörungen benennen wollen, ist größer als man vermutet. Sie umfaßt die spezifisch *Geistes*gestörten, die eigentlich Verrückten, die Wahn-sinnigen und Besessenen. Diese sind es, die uns immer wieder erschüttert und beunruhigt haben. Es sind Fälle, die der Charakterstruktur nach intellektuell, nichtsdestoweniger aber geistig nicht aufgeschlossen sind. Gerade deshalb macht eine tiefere geistige Erfahrung einen umso größeren Eindruck auf sie! Eine *Seinserfahrung,* die ihnen zuteil wird, ist ihnen daher ein besonders nachdrückliches *Erlebnis.* Von einem solchen Erlebnis erfüllt nehmen sie Stellung und bringen dann nicht mehr die Geisteskraft auf, ihre Einstellung zu ändern. Erlebnis wird Geschehnis. Von nun an beherrscht das Geschehnis sie. Deshalb versuchen sie mit Gewalt, fortan die Welt danach auszurichten und kommen trotz vieler feindseliger Erfahrungen nicht oder nur schwer über das Schlüsselerlebnis hinweg.

Man sieht, es besteht Anlaß, den Weg von der Erfahrung zum Erlebnis, vom Erlebnis zum Geschehnis genauer als bisher unter die Lupe zu nehmen. Ein Erlebnis, sei es äußerlicher oder innerlicher Art, drängt immer zur Objektivierung. Daher pflegt man zu ihm Stellung zu nehmen. Dem Erlebnis voraus gehen jedoch physische und meta-physische, d. h. sinnliche und außersinnliche Erfahrungen. Diese „macht" der Mensch, d. h. er stellt sich auf sie ein oder sie werden ihm „zuteil". Indem der Mensch außer sich ist, d. h. sowohl bei dem, was vorliegt als auch bei dem was verborgen ist, bei dem was sich zeigt und sich gleichzeitig verbirgt, erfährt er, was vorhanden ist und was waltet. Auf solche Weise pflegt der Mensch physisch und meta-physisch wahrzunehmen. Zumeist bleibt es beim bloßen Erfahren. Seltener pflegt er aus dem Erfahrenen ein Erlebnis zu machen, in den seltensten Fällen aber eine Erkenntnis zu gewinnen.

Um seiner selbst willen ist der Mensch angewiesen, auf physische und metaphysische Weise wahrzunehmen. Die eine Weise des Wahrnehmens muß durch die andere ergänzt werden. Immer und bei jedem Menschen besteht aber auch die Möglichkeit, der einen oder anderen Wahrnehmungsweise zu verfallen. KLEINKNECHT ist eines jener extremen Beispiele für das Verfallen an metaphysische Wahrnehmungen.

Die Wissenschaft des 19. Jahrhunderts hat sich ob ihrer Tendenz zum Objektivieren fast nur der physischen Weisen der Wahrnehmung angenommen. Daher sind von der Psychiatrie nur die Reaktionen auf Erlebnisse dieser Wahrnehmungsart in Betracht gezogen worden. Mit den Wahrnehmungsweisen metaphysischer Art, dem Verfallen an Erlebnisse dieser Wahrnehmungen und den sich daraus herleitenden Reaktionsweisen ist sie nicht fertig geworden. Immer auf Ur-*sachen* erpicht, hat man metaphysische Seinserfahrung selten ernsthaft zur Diskussion gestellt.

Es geht die Rede, daß die Verrücktheit auf die Psychiater abfärbe. Das ist freilich irrig. Das Verrückte an der Psychiatrie jedoch ist, daß sie über die eigentliche Verrücktheit bisher etwas Vernünftiges nicht auszusagen vermochte.